ÉTUDE

SUR LA

CYSTITE TUBERCULEUSE

PAR

A. GUÉBHARD,

Docteur en médecine,
Licencié ès-sciences mathématiques, licencié ès-sciences physiques
Des Facultés de Paris.

PARIS

V. ADRIEN DELAHAYE et C⟨ie⟩, LIBRAIRES-ÉDITEURS

PLACE DE L'ÉCOLE-DE-MÉDECINE.

1878

ÉTUDE

SUR LA

CYSTITE TUBERCULEUSE

PAR

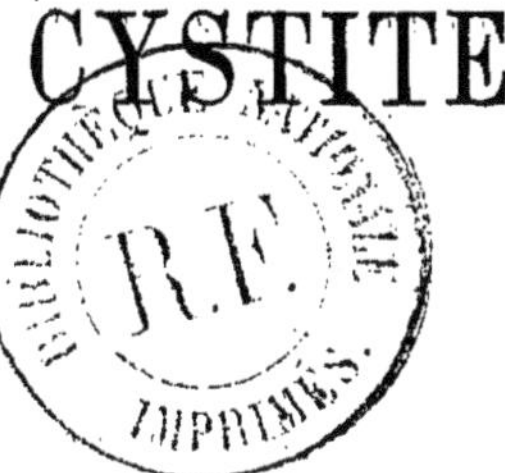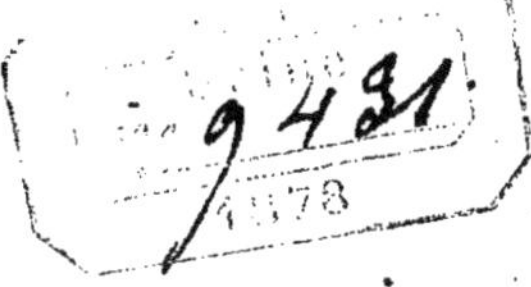

A. GUÉBHARD,

Docteur en médecine,
Licencié ès-sciences mathématiques, licencié ès-sciences physiques
Des Facultés de Paris.

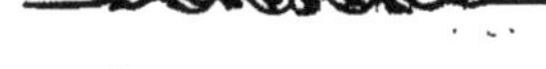

PARIS

V. ADRIEN DELAHAYE ET Cie, LIBRAIRES-ÉDITEURS

PLACE DE L'ÉCOLE-DE-MÉDECINE.

—

1878

ÉTUDE

SUR

LA CYSTITE TUBERCULEUSE

I.

INTRODUCTION.

Bayle, le premier, dans un mémoire publié en l'an XI dans le journal de Corvisart, (VI, 26, 36), établit d'une façon positive que l'altération tuberculeuse pouvait envahir d'autres organes que le poumon. Et parmi les cas avancés à l'appui de son opinion figure une observation très-concluante de tubercules des organes génito-urinaires avec ulcérations caractéristiques, de la vessie. Laënnec en 1819 précisa les affirmations de Bayle, dont la justesse fut bientôt démontrée, pour ce qui est du système génito-urinaire, par des observations multipliées.

Mais, pendant longtemps, les lésions profondes du rein et du testicule attirant toute l'attention, l'on se contenta de mentionner accessoirement les ulcérations superficielles de la muqueuse vésicale. A cette époque, où la nature même de la tuberculose et sa distinction de la scrofule étaient encore à établir, ne devait-on pas, en effet, se préoccuper avant tout de démontrer anatomiquement la généralité de l'affection, plutôt que ses localisations pathologiques sur certains appareils, ou même sur certains organes comme nous le faisons aujourd'hui?

Seul, John Howship, à Londres, parut entrevoir dès 1823 l'importance des manifestations vésicales de la tuberculose, au point de vue du traitement et du diagnostic.

Boyer (*Traité des maladies chirurgicales* VII, 131) parle bien d'ulcères *primitifs* de la vessie, mais sans en spécifier la nature.

Larchier, en 1827, (mémoire inédit analysé par Dezeimeris, Arch. Méd., t. XX, p. 325), décrit des tubercules de la vessie, à forme miliaire, qui donnent lieu à tous les symptômes de la cystite chronique.

Cruveilhier, après avoir, dans son *Traité d'Anatomie pathologique*, t. IV, peint de main de maître les lésions tuberculeuses du système génito-urinaire, affirme que « les phlegmasies rénales tuberculeuses sont presque toujours liées à *une maladie* (sic) de la vessie. »

En 1834, le Dr Ammon de Dresde et, en 1837, le Dr Bermond de Montpellier, dans des études très-bien faites sur la tuberculose rénale, parlent incidemment de la vessie. Entre-temps paraissent quelques observations dans les *Bulletins de la Société anatomique* : une en 1831 de M. Duchapt, deux en 1838, de MM. Pasquet et Aubanel, deux en 1840 : Lacombe et Boucher, etc.

Rayer, en 1841, dans son excellent *Traité des maladies des reins* (III, 623, 643 ; *Atl.* pl. XLIV, *fig.* 1), s'occupe avec détail de la cystite tuberculeuse. Barthez et Rilliet, en 1842, rapportent des cas intéressants relatifs à des enfants. Andral (*Précis d'anat. path.*, II, 633) cite des tubercules de la vessie, et Louis (*Recherches sur la phthisie*, p. 132) en note, sur 200 autopsies, deux cas très-nets. Lebert les mentionne dans son grand ouvrage ; et M. Dufour, en 1854, dans une thèse remarquable, M. Liouville ensuite, dans plusieurs rapports aux Sociétés de biologie et d'anatomie, en donnent des descriptions très-exactes et très-détaillées. Enfin M. Lancereaux les figure, après Rayer et Virchow, dans les belles planches de son Atlas, et dès lors on peut considérer l'anatomie pathologique de la tuberculose vésicale comme complètement établie.

Mais l'étude des symptômes était encore bien imparfaite et, en 1872, M. Chavasse pouvait écrire dans sa thèse inaugurale que « la symptomatologie de la tuberculose vésicale était très-peu nette, que la maladie avait une marche bizarre et était d'un diagnostic difficile. » En 1875 Lebert, qui d'ailleurs ne paraît connaître le sujet que d'après quelques-uns de nos auteurs français affirmait encore (*Ziemssen's Hdb. der spec. Path. u. Therap.* IX, 289) que « l'inflammation tuberculeuse de la vessie, dans son ensemble, se distinguait peu des autres formes de la cystite. » Et il est de fait que, des nombreuses observations qui se succédaient (1), des thèses variées écrites

(1) *Bullet. de la Soc. anat.* Bauchet, 1850, Dufour, 1851, Lala, Faucher, 1856, Garnier, 1859, etc. *Gaz hebd.* Virchow, I, 371; Colin, X, 39; *Gaz. des hôp.* Ricord. 21 janv. 1843, Dufour 1853, 112 ; *Gaz. méd.* Ricord, 1850, 14 ; Magnan, 1867, 25 ; *Union médic.* Teirlinck, 1852, 156 ; Ricord, 1852, 319 ; *Lyon médic.* Garin, 30 avr. 1876 ; Biot, 19 nov. 1876 ; *Presse méd. belge,* Teirlinck, 1852, 145 ; *the Lancet,* Simon, 1850, I, 290 ; Basham, 1855, II, 5 ; Pr. Hewett, 1874, II, 803 ; *Path. Sr. Trans.* Hansfield Jones, I, 283 ; Wilks, 1859, XI, 137 ; *Brit. med. journ.* Thompson, 1861 ; J. Charles, 20 mars 1875; *Rep. of. Dubl. path. S.,* T. E. Little, L, 470 ; *Medical Times,* Thompson, 1875. II, 41 ; *Medico-chir. trans.,* XLIII, 157 ; *Guy's hosp. mus.* 2393, 75 ; *St.-Barth. mus.,* XXIX, 19 ; *Hosp. Meddelelser,* Christensen, III, 3 ; Paulsen, V. 2, 4 ; *Œsterr. Ztschr. f. prakt. Heilk.* 1868, XIV, 9 ; *Wiener med. Wochenschrift,* Paulicki, 1869, 821 ; Frerichs, 1855, 3 ; *Prager Vtjschr. f. prakt. Heilk.,* Lautner, 1845, VII, 92 ; Hauff, VIII, 67 ; Engel, XL, 35 ; Huber, CIII, II, 42 ; *Arch. f. Derm. u. Syph.* Soloweitschick, 1870, II, 1, 1 ; *Arch f. path. Anat.* Virchow, V, 405 ; Mitscherlich. XXIX, 236 ; XXXVII, 422 ; *Berl. klin. Wochenschr.;* Rosenstein, 1865, 221 ; Köhnhorn, 1876, 3; Purjesz, 1876, 18 ; *Günsb. Ztschr.* Adelmann, 1856 ; *Schmidt's Jahrb.,* Schönlein, XIII, 91 ; Horst, XVI, 24 ; etc., etc.

sur la tuberculose génito-urinaire (1), non plus que des divers travaux publiés à l'étranger (2), nul ne songeait à dégager l'ensemble si net des symptômes dûs à la cystite. Malgré l'évidence clinique de la plupart des faits, on continuait à attribuer aux reins ce qui devait être le plus souvent rapporté à la vessie. W. Roberts, par exemple, à l'appui de son chapitre sur la tuberculose rénale, donne deux observations dont la première surtout pourrait être prise comme type de la cystite tuberculeuse. Tout au plus quelques chirurgiens anglais, Smith, Wilks, Sanderson, commençaient-ils à se préoccuper de la question au point ne vue de l'étiologie, quand MM. Dolbeau et Guyon, en France, y fixèrent définitivement l'attention des cliniciens.

En mars 1873, M. Lucas Championnière résumait dans son *Journal de Médecine et de Chirurgie pratiques* une intéressante notice de M. le Dr Guyon, dont un ancien interne, M. le Dr Tapret, publie en ce moment même, dans les *Archives générales de médecine* (mai et juillet 1878), une *Étude clinique sur*

<hr>

(1) Fossard, 1855; Bauchet, agrég. 1857; Brouardel, 1863; Villemin, 1868; Pastureau, 1872; Barnier, Vedrine, Nargaud, Grancher, 1873; Stapfer, Delfau, 1874, etc., etc.

(2) König, **Abh. üb. d. Krank.** *de Nieren*, Leipsig, 1826, 204; Ammon, *Rust's Mag. f. d. gesamm. Heilk.* XL, III, 500; A. Kiwisch, *Klin. Vortr.*, Prague, 1849, I, 240 ; W. Geil, *üb. d. Tub. d. w. Geschlechtsorg.*, Erlangen, 1851; Paulsen, *Schmidt's Jahrb.* LXXX, 225; Fuchs, *de Tub. syst. uropoëtici*, Kœnigsberg, 1856; Müller, *über Struct. u. Entw. der Tub. in d. Nieren*, 1857; Schmidtlein, *Diagn. d. Phth. d. Harnwege*, Erlangen, 1862; Dittrich, *Arch. d. Heilk.* 1863, 304; Mosler, *id.* 1863, IV, 299; Kussmaul, *Würzb. med. Ztschr*, 1863, IV, 24; Rosenstein, *Malad. des reins*, trad. fr. 1874, 503 ; Rokitansky, *Lehrb. d. path. Anat.* 3e éd. II, 367 et *Hdb.* III, 354; Hoffmann, *deutsch. Arch. f. klin. Med.*, 1867, III, 1 ; E. Klebs, *Path. Anat.*, 699; Rindfleisch, *trad.* Gross, *Histol. path.* 377 ; Virchow, *Krankh. Geschw.*, II, 651 ; Basham, *on Dropsy*, 304; W. Roberts, *Ur. and ven. diseases*, 1865, 460 : Thompson, *Mal. des voies urin.*, trad. fr., ch. XV ; West, *dis. of women*, 2e ed. 183; Th. Smith, *St. Barth. hosp. Rep.*, VIII, 96; B. Sanderson, *Research. on artif. tub.*, Edinb. 1869; etc., etc.

la tuberculose urinaire, excellent travail d'ensemble auquel nous avons fait de nombreux emprunts, ainsi qu'à une note de M. Alf. Jean parue le 27 avril 1878 dans la *France médicale*.

On le voit, la question était posée et il ne nous restait qu'à extraire de nombreux documents épars un tableau symptomatique complet : c'est ce que nous nous sommes efforcé de faire, et si nous avons atteint quelque clarté dans nos descriptions, nous le devrons surtout aux excellents enseignements de M. le professeur Guyon et à ses leçons cliniques inédites qu'il a bien voulu mettre à notre disposition.

Mais avant d'aller plus loin, nous croyons devoir insister, à l'exemple de notre maître, sur la différence que nous faisons entre la tuberculose *urinaire* dont la cystite tuberculeuse est une des principales manifestations, et la tuberculose *génitale*, beaucoup plus fréquente, et depuis longtemps observée. Chaque jour, en effet, l'on trouve des hommes qui ont l'épididyme, les vésicules séminales, les testicules, des femmes qui ont les trompes, les ovaires, ou même l'utérus tuberculeux : ces malades constituent la grande classe des tuberculeux *génitaux*. Par contre, on en voit d'autres, moins souvent, qui ont des tubercules dans la vessie, l'urèthre, les reins, sans la moindre manifestation du côté des organes génitaux : ceux-là sont, dans le sens strict du mot, des tuberculeux *urinaires*.

A la vérité les lésions génitales et urinaires coïncident souvent : et comment en serait-il autrement, étant données les connexions de voisinage et de fonctionnement des deux appareils ? Mais elles ne sont nullement sous la dépendance absolue les unes des autres, ainsi que le soutenaient Vogel, Klebs, Rokitansky, contre Dittrich, Virchow, Sanderson ; et beaucoup des observations que nous avons recueillies à la fin de ce travail (II, III, IV, VI, VII, XI, XV, etc.), montrent que la *cystite tuberculeuse* existe parfaitement en dehors de toute lésion dans l'appareil génital.

II.

ANATOMIE PATHOLOGIQUE.

A l'autopsie, on trouve presque toujours la vessie considérablement rétractée, souvent réduite au volume d'un œuf, malgré l'épaississement de ses parois, qui peut aller jusqu'à 1 cent. (obs. I, VIII, XVIII). La muqueuse est le plus souvent enflammée, d'une façon aiguë ou chronique. Elle présente une teinte grisâtre, ardoisée, uniforme (obs. VIII, XIV, XXIII); elle est plus ou moins friable et se laisse parfois détacher en lambeaux assez grands, cédant facilement sous le doigt qui la comprime. D'autres fois elle est rouge, vascularisée par places avec taches ecchymotiques plus ou moins prononcées au milieu desquelles on trouve quelques petites ruptures vasculaires. C'est, en un mot, ce qu'on observe à l'œil nu dans les cystites ordinaires.

Mais ce qui fait l'intérêt de la lésion, c'est la présence constante de produits tuberculeux sous forme de granulations et d'ulcérations.

Les granulations diffèrent d'aspect suivant le point que l'on examine ; tantôt elles sont grises, demi-transparentes, et tout à fait analogues à celles qu'on trouve dans le poumon : d'autres fois elles son jaunâtres, de la grosseur d'un grain de millet, et présentent à la coupe une sorte de magma blanchâtre de la grosseur d'une tête d'épingle. Ces deux aspects tiennent à l'âge différent de la granulation : comme dans le poumon, la lésion à son début se traduit par une poussée de granulations grises, dont le centre n'est pas encore dégénéré ; à un degré plus avancé, la dégénérescence caséeuse, débutant par le centre, donne cet aspect jaunâtre que tous les observateurs ont noté.

Parfois aussi, mais rarement, chacun des granules miliaires continuant à subir isolément la fonte purulente, et s'évacuant à travers la muqueuse, laisse celle-ci criblée de petits orifices en communication avec des cellules creusées dans l'épaisseur de la paroi vésicale. M. Rosapelly, qui a fait sur ce singulier cas un rapport fort complet à la Société Anatomique, a vu chacune de ces cellules « tapissées comme par un prolongement de la muqueuse, et formant une ampoule de diamètre 4 ou 5 fois plus considérable que celui de l'orifice correspondant. Quelques-uns des orifices présentaient soit des plis radiés, soit des ulcérations superficielles à leur pourtour. Les plus petits, larges comme une tête d'épingle étaient marqués à leur sommet d'un petit mamelon ; au-dessous de cette dimension on ne pouvait plus les distinguer d'une granulation altérée au centre » (v. obs. VIII).

Mais tel n'est point le processus ordinaire de la granulation miliaire ; il est exceptionnel qu'elle évolue à l'état isolé, et généralement elle donne naissance à des ulcérations presque pathognomoniques.

Dues évidemment à la fusion, par fonte purulente, de certains groupes de granulations miliaires, ces ulcérations affectent une forme arrondie ou elliptique, et une étendue très-variable. Rarement isolées, elles sont plus souvent réunies par groupes destinés à devenir bientôt confluents par leurs bords et à former ainsi des érodations assez vastes, variant depuis la dimension d'une pièce de 20 centimes jusqu'à celle d'une pièce de 5 francs en argent (obs. IV, XIII). Parfois même plusieurs ulcérations ainsi formées peuvent arriver à se confondre et à convertir une partie de la vessie, la moitié même de cet organe, en une large plaque ulcérée (obs. XX).

Elles sont généralement superficielles et ne dépassent pas la tunique muqueuse, quoiqu'on les ait vues dans des cas exceptionnels perforer toute la paroi vésicale. Leurs bords sont presque toujours nettement tracés sans faire saillie, souvent taillés à pic comme à l'emporte-pièce. Tantôt, par leur aspect rosé, elles tranchent sur le fond grisâtre de la muqueuse ; tantôt elles sont dessinées par un léger cercle vasculaire marqué de points ecchymotiques dus à la rupture de quelques petits vaisseaux sanguins. Le plus souvent leur couleur est jaunâtre, ainsi que le mentionnent beaucoup des observations que nous rapportons. Plusieurs enfin les comparent aux plaques de favus du cuir chevelu (obs. VI), et nous avons pu vérifier sur de belles pièces dans le service de M. Guyon l'absolue justesse de cette comparaison.

Les ulcérations, avons-nous dit, peuvent se rencontrer sur toutes les parties de la vessie : elles ont en réalité un siége de prédilection, et nous pouvons dire avec assurance qu'on les rencontrera presque sans exception au niveau du col, et, sur la face postérieure, au niveau du bas-fond, autour des embouchures des uretères. Cela résulte d'une manière à peu près unanime de toutes les observations que nous avons consultées, et il est facile de vérifier le fait sur les nombreuses préparations du Musée Civiale à l'hôpital Necker.

Sur ces pièces on trouve souvent l'évolution tuberculeuse à ses diverses périodes : granulations grises, granulations jaunes, petites ulcérations isolées, ulcérations confluentes, parfois très-étendues. Mais alors même on constatera que les granulations grises siégent de préférence au sommet et sur la face antérieure ; un peu plus bas et plus près de la face postérieure se groupent les granulations jaunes, plus bas encore les ulcérations disséminées, puis enfin les ulcérations plus profondes, confluentes (obs. XXIII, XXIX). C'est que, en effet, ces ulcérations profondes sont les plus anciennes ; il est évident qu'entre la granulation grise et le simple point ulcéré, entre celui-ci et la vaste érosion caséiforme, on n'hésitera pas à mettre une différence d'âge, mesurable en périodes d'évolution du tubercule miliaire primitif. Donc les lésions sont d'autant plus anciennes qu'on se rapproche davantage du col ; et par conséquent c'est en ce point que le processus morbide a manifesté primitivement son action.

Ce fait est très-important à connaître. En effet, il n'est pas pour nous une simple constatation anatomique : il va nous servir bientôt à expliquer la marche des symptômes et nous permettra de comprendre pourquoi les signes d'irritation du col seront les premiers qui inquiéteront le malade et l'obligeront à recourir au médecin.

Telles sont les lésions importantes, fondamentales qu'on trouve à l'autopsie des malades morts de cystite tuberculeuse. Mais à côté de ces manifestations morbides qui intéressent le corps de la vessie, nous ne pouvons négliger les lésions non moins importantes dont la prostate est le siége, lésions si intimement unies aux précédentes qu'il est impossible de scinder la description. En effet, la maladie, plus fréquente, ainsi que nous le verrons, chez l'homme que chez la femme, doit souvent sa gravité et la prédominance de certains symptômes à ce que la prostate est intéressée et que le sphincter vésical ne se trouve plus dans un état d'intégrité parfaite.

Nous venons de le voir, le siége primitif de la lésion est presque toujours le col vésical ; de là les altérations se portent en divers sens ; tantôt elles remontent et envahissent toute la vessie, les uretères, les reins ; tantôt elles se dirigent en bas et gagnent la région prostatique de l'urèthre, la région membraneuse, la région spongieuse, jusqu'à la fosse naviculaire (obs. V, XXII, XXIII), jusqu'au méat, comme dans deux observations de Ricord (notes à Hunter, 1852, p. 799) et de Soloweitschick (*Schm. Jahrb.* CLI, 44), où l'ulcération tuberculeuse simulait un chancre syphilitique; le plus souvent les deux modes de propagation existent ensemble, et la vessie, le col, la prostate et l'urèthre sont envahis.

La prostate est infiltrée, au début, de noyaux tuberculeux, qui subissent plus ou moins rapidement la fonte purulente; et s'ouvrent fréquemment dans le canal de l'urèthre en donnant naissance à des cavernes parfois très-considérables. La production de ces cavernes est favorisée par ce fait, que, outre les lésions profondes du parenchyme, il en existe d'autres non moins manifestes sur la muqueuse; nous avons donc là, pour ainsi dire, deux lésions qui marchent l'une vers l'autre, l'une procédant de l'urèthre vers la glande, l'autre suivant un trajet inverse : d'où ces cavernes prostatiques, que nous trouvons mentionnées dans les deux tiers de nos observations, et qui sont parfois profondes, au point d'intéresser presque tout le parenchyme glandulaire.

Lorsqu'une partie seulement de la prostate a subi la suppuration, nous trouvons en sectionnant l'urèthre par la face supérieure, une cavité, latérale le plus souvent, remplie d'une bouillie purulente au milieu de laquelle existent encore quelques tractus celluleux. Lorsque la lésion est plus profonde et a envahi toute la glande, l'aspect, sur le vivant même, est caractéristique : à la face postérieure de la vessie, il n'y a plus aucune saillie de la prostate : le doigt qui la cherche par le toucher rectal ne trouve qu'une sorte de coque fibreuse mobile, et, par une pression plus accusée, quelques petites voussures et indurations irrégulières. A l'autopsie, on ne verra plus, pour ainsi dire, de prostate; elle aura disparu presque complètement, et à sa place on trouvera une caverne très-

grande, à parois quelquefois tomenteuses, le plus souvent
presque lisses et même tout-à-fait semblables, quand la lésion
est très-ancienne, à la surface interne de la vessie. L'apparence est alors remarquable : au lieu d'une vessie, nous en
avons deux, l'inférieure formée par l'excavation prostatique
et séparée de la supérieure par un tractus fibro-musculaire
très-résistant.

Tel est l'aspect que nous avons noté dans plusieurs cas que
nous empruntons à la Société Anatomique (obs. I, II, VIII,
XII, XXII). Cette disposition était aussi accusée que pos-
sible dans deux pièces provenant du service de M. Guyon
et présentées à la Société Anatomique par M. Carrié (obs.
XXX, XXXI).

Sur la face postérieure de la vessie, au-dessus de la prostate, nous trouvons parfois les vésicules séminales engorgées :
elles donnent au doigt qui les touche une sensation de dépressions et de saillies ou bosselures, dues à l'infiltration caséeuse,
qui a déjà dans certains points subi la transformation purulente. Ces vésicules séminales sont le plus souvent très-adhé-
rentes aux parois vésicales et unies à ces dernières par un
tissu de nouvelle formation parfois très-induré.

Nous ne croyons pas devoir insister sur les lésions qui envahissent les autres parties de l'appareil génito-urinaire, soit
d'une part les testicules, soit de l'autre les organes sécréteurs
de l'urine. Elles ont été l'objet depuis longtemps d'un grand
nombre des travaux très-complets et ne figureront qu'à titre
de complications dans les développements conservés à beaucoup des nos observations.

Mais il nous faut mentionner l'infiltration du tissu périvé-
sical par le processus tuberculeux. Dans quelques cas on voit
la fonte caséeuse de ce tissu créer de véritables cavités diverticulaires abdominales, en arrière de la vessie, comme dans

notre observation XIX, en avant et en haut, comme chez cette enfant de 9 ans dont M. Pr. Hewett rapporte le cas (*Medical Times* 1874, II, 673), où une poche purulente vint s'ouvrir prés du nombril, tandis que d'autre part la vessie communiquait avec le rectum. On retrouve la fistule rectale dans les observations de Mitscherlich (*Virchow's Archiv*, XXIX, 236), de Basham (*Roberts urin. and ren. dis.*, 463), de Petit (*Soc. Ant.*, 5ᵉ série, VIII, 42); il y avait fistule vaginale dans notre observation XIX, ainsi que dans celles de Brudenell Carter (*Lancet*, 5 déc. 1874) et de Mosler, citée par W. Roberts. Le prof. Suringar (*Schmidt's Jahrbücher*, LXXIV, 43) décrit un cas de fistule pénienne; enfin les fistules périnéales, simples ou multiples, sont assez communes, ainsi que le montrent notre observ. VIII, une ancienne observation de Ricord (*Gaz. hôp.* 21 janv. 1843). une autre de Wilks dans les *Path. Trans.* (XI, 137), et une autre enfin de Paget citée par Smith, où la guérison survint et put être considérée comme définitive. Plusieurs même de ces genres d'altération peuvent être réunis sur un seul sujet, comme l'a rapporté d'après une autopsie très-détaillée le Dʳ Teirlinck de Gand (*Union méd.*, 1852, 40).

En résumé, de cette étude anatomique il résulte que la tuberculose se manifeste dans la vessie par la présence de granulations grises d'abord, puis jaunes, et enfin par la production d'ulcérations caractéristiques plus ou moins étendues. Ces lésions débutent presque toujours par le col vésical et de là s'étendent en aval dans l'urèthre (obs. V, VII, XXII), et en amont dans les uretères et les reins, quoique quelques observations (III, XIV, XV) paraissent indiquer une marche *descendante* des reins à la vessie, la seule admise, à tort, par Smith, Wilks, Well et quelques auteurs français, tandis que Mitscherlich, entre autres, avait parfaitement observé et décrit l'autre mode de propagation (*Virch. Arch.* XXIX, 240).

III

SYMPTÔMES.

La tuberculisation des organes génito-urinaires, et en particulier de la vessie, se rencontre dans deux circonstances bien différentes. Tantôt le malade vient consulter le médecin pour des troubles exclusivement localisés à l'appareil urinaire ; rien dans son habitus extérieur ne semble indiquer des altérations des principaux appareils de l'économie ; l'état général et l'état local sont excellents, ou du moins assez peu altérés pour ne pas avoir attiré son attention. C'est le plus souvent dans ces cas une légère hématurie qui ouvre la scène ; sans cause appréciable, le malade urine avec difficulté et les mictions se renouvellent à chaque instant, aussi bien le jour que la nuit. Rien ne peut lui faire prévoir que cette localisation des symptômes soit l'indice d'une diathèse déjà existante qui envahira peut-être bientôt plusieurs appareils. La tuberculose vésicale est alors primitive, ou du moins elle coexiste avec les premières manifestations tuberculeuses dans le parenchyme pulmonaire.

D'autres fois le malade est franchement tuberculeux : les signes physiques sont évidents, les désordres fonctionnels sont nettement accusés, l'émaciation a déjà fait des progrès, et c'est au cours de tous ces symptômes qu'on voit survenir des troubles urinaires : dysurie, douleurs de la miction, hématuries ; on a, en un mot, la démonstration clinique de la localisation de la diathèse sur la vessie, soit par voie de continuité de tissus, soit par propagation indirecte ; alors la cystite apparaît comme épiphénomène dans la tuberculose généralisée, et sa présence indique un symptôme de plus qui fera souffrir le malade et hâtera la terminaison fatale.

Donc, deux formes bien nettes : l'une que l'on pourrait appeler primitive, nullement précédée de phénomènes morbides ; l'autre secondaire, qui apparaît comme l'entérite par exemple ou la péritonite chronique, dans le cours de lésions plus ou moins avancées.

A ces deux formes, très-importantes à distinguer, correspond une marche variable. Tantôt l'inflammation vésicale révêt un caractère aigu, ou plutôt subaigu, car il est assez rare que ces inflammations bâtardes s'accompagnent d'un état fébrile intense et présentent un début très-franc. Tantôt la cystite est chronique, à évolution lente et progressive : c'est ce que l'on rencontre surtout dans les cystites secondaires, tandis que le début subaigu appartient de préférence à la cystite primitive.

A propos de cette cystite primitive, nous devons nous expliquer en quelques mots. En effet, en 1825, Louis avait posé cette loi que, après quinze ans, il n'y a pas de tubercules dans un organe s'il n'y en a pas dans les poumons. Depuis le moment où Louis a formulé cette loi, qui est encore la règle dans beaucoup de cas, on a noté rigoureusement certaines exceptions qu'elle présente. On a constaté dans le testicule des altérations tuberculeuses, alors que les poumons étaient parfaitement sains, et la localisation exclusive de la lésion diathésique à ces glandes séminifères pendant une période très-longue. M. le Dr Reclus, dans sa thèse inaugurale, démontre, avec une logique rigoureuse, l'identité de l'évolution du tubercule dans le poumon et le testicule. Quant à l'existence primitive du tubercule dans la vessie, pressentie par Cruveilhier (*loc. cit.*), positivement indiquée par Dufour (*th.*, 44 et 47) et par Lançereaux (*An. path.* I, 352), elle fut nettement affirmée, pour la femme, par West (183), par Schmidtlein (*thèse*), par Brouardel (*th.* 97), et, d'une manière générale, ensuite de certaines vues théoriques particulières, par B. Sanderson (*on artif tub*). M. Tapret ne la discute même pas, et, grâce à l'observation clinique, cette hypothèse tend de plus en plus à devenir un axiome. Ne voit-on pas, en effet, les symptômes rester souvent localisés à l'hypogastre, et la maladie durer de longues années sans intéresser l'état général de l'individu? A la vérité, de ce que nous ne trouvons rien dans les poumons, nous ne sommes pas en droit de conclure absolument qu'il n'y a rien. Ne pouvant, comme pour la prostate ou la vessie, toucher, sonder le mal, nous ne faisons que constater l'absence de symptômes appréciables. Mais ce fait même n'indique-t-il pas le peu d'importance ou d'ancienneté d'une lésion qui ne se traduit par aucun trouble physique et fonctionnel alors, que la cystite exige déjà l'intervention du médecin?

Nous ne possédons assurément qu'une seule observation avec autopsie dans laquelle une lésion tuberculeuse de la vessie ne s'accompagne pas de tubercules ailleurs : c'est celle d'une enfant de 9 ans, rapportée d'une manière très-nette quoique un peu brève, par P. Hewett dans *the Lancet* (5 déc. 1874) et par Edw. Humby dans le *Med. Times*, 1874, II, 673. Mais très-souvent, comme l'avait observé Schmidtlein, nous trouvons dans la vessie des lésions anciennes alors que les poumons ne renferment que des altérations récentes (obs. VII, XIII, XXIII); c'est ce que la clinique nous faisait prévoir, et nous sommes autorisé dès lors à admettre la tuberculose primitive, quoique nous ne puissions en démontrer mathématiquement l'existence.

Quoi qu'il en soit, la cystite tuberculeuse, primitive ou secondaire, est une des manifestations les plus constantes de la tuberculose urinaire. Elle est donc presque aussi commune que celle-ci, et W. Roberts par exemple l'a constatée 19 fois sur 28 autopsies de tuberculeux urinaires. Nous ne pouvons tirer grand enseignement des relevés de la tuberculose publiés par l'Institut anatomo-pathologique de Prague, qui notent, par exemple, du 1er février 1850 au 1er février 1852, sur 476 cas, 32 des reins, 7 seulement des « voies urinaires », du 1er février 1852 au 1er février 1854, sur 528 cas, 20 des reins, 3 seulement de la vessie ; du 1er février 1854 au 1er mars 1855, sur 1317 cas, 74 des reins et 12 des « voies urinaires ». Les statistiques de Paulsen, Thompson, Rosenstein, ne sont guère plus probantes, et il est évident pour nous que l'examen de la vessie a été très-souvent ou négligé ou complètement omis.

La cystite tuberculeuse se montre à tous les âges ; plus fréquente entre 15 et 40 ans, Ammon l'a vue à 3 ans et demi, West à 4 ans, Foucault à 5 ans (obs. VII), et elle n'est pas absolument rare chez les vieillards (obs. VIII, XX, XXIX). On la rencontre chez l'homme et chez la femme, assurément moins souvent chez celle-ci (obs. VI, XIV, XVI, XIX) ; plus des 2/3 des observations appartiennent à des hommes.

Les caractères sont variables suivant l'âge ; chez le jeune homme, la maladie se présente avec un aspect subaigu, chez l'adulte et le vieillard elle a une tendance à la chronicité, comme les lésions pulmonaires concomitantes.

Elle éclate le plus souvent sans cause appréciable ; quelquefois, mais rarement, c'est à la suite d'une cause déterminante légère, la fatigue, un excès alcoolique. Le malade constate des envies d'uriner qui se reproduisent à chaque instant, la nuit d'abord, puis le jour ; il se lève plusieurs fois pour uriner. Ces besoins peuvent se répéter toutes les deux minutes et devenir une cause d'excitation et de malaise.

D'autres fois c'est l'hématurie qui ouvre la scène. Ordinairement peu douloureuse si ce n'est à la fin et quelquefois au commencement de la miction, elle cesse ou bien persiste un temps assez long, et s'accompagne bientôt de contracture spasmodique du col, parfois de rétention d'urine. Les mictions qui étaient fréquentes deviennent aussi douloureuses, quelquefois même involontaires.

Outre ces principaux symptômes, envies fréquentes d'uriner, douleurs dans l'intervalle et au moment des mictions, rétention ou incontinence, on observe de notables modifications dans les urines : leur quantité est ordinairement augmentée, elles sont purulentes et laissent déposer une assez grande proportion de pus, mêlé presque toujours de filaments de sang ; enfin, en dehors des mictions, on voit parfois survenir des écoulements blanchâtres par l'urèthre.

Nous allons insister sur chacun de ces différents symptômes.

1° Les *envies fréquentes* sont ordinairement le premier symptôme indiqué par le malade ; elles se renouvellent toutes les heures ou toutes les deux heures ; parfois beaucoup plus souvent, toutes les cinq ou dix minutes (obs. XIV, XVIII). Ce qu'il y a de particulier, c'est qu'elles ne disparaissent pas la nuit, et que même elles semblent devenir plus intolérables pour le malade; à peine a-t-il goûté quelques minutes de repos, qu'il est subitement réveillé et doit obtempérer à ce besoin sous peine de laisser couler l'urine dans son lit. Ce symptôme, ainsi que l'a fait remarquer Christensen (Schmidt's jahrb LXXIV, 44), n'est pas dû à une congestion prostatique puisqu'on l'observe aussi bien chez les femmes que chez les hommes (obs. VI, XIV, XVI, XIX). Le point de départ paraît être dans la vessie elle-même, irritée directement par les ulcérations et les granulations tuberculeuses et aussi par la présence d'une urine qui s'altère facilement. Le col vésical, nous l'avons vu, est le premier atteint et son excitation permanente provoque les fréquentes envies d'uriner. Enfin on pourrait peut-être, d'après M. Tapret, faire jouer un rôle adjuvant à la congestion momentanée produite par le décubitus dorsal et la chaleur du lit.

2° *Difficultés de la miction et rétention d'urine*. Bientôt, à la fréquence des mictions vient s'ajouter la difficulté de l'émission des urines. Le malade a parfaitement conscience d'avoir envie d'uriner ; il fait des efforts parfois considérables et à peine rend-il quelques gouttes ; la quantité d'urines rendues va constamment en diminuant, et l'on voit survenir en certains cas une rétention complète. La vessie remonte au-dessus du pubis, et même peut atteindre l'ombilic et le dépasser ; elle se présente à l'épigastre sous la forme d'un ovoïde que l'on voit très-nettement, et que l'on peut encore plus facilement limiter par la palpation.

Cette rétention complète peut quelquefois se montrer comme phénomène initial de la maladie, quelquefois comme phénomène isolé ; mais elle n'est jamais aussi persistante que celle qu'on rencontre chez les vieux prostatiques ou dans certains cas de rétrécissements.

Elle peut avoir une triple origine. Tantôt elle résulte d'une occlusion spasmodique de la portion membraneuse de l'urèthre, spasme que nous allons étudier tout à l'heure ; d'autres fois elle est due à un gonflement de la prostate produit par la présence de dépôts de nature tuberculeuse dans cette glande ; enfin, dans des cas beaucoup plus rares, elle reconnaît pour cause l'oblitération de l'orifice du col par un caillot sanguin.

Ce dernier mécanisme est certainement l'exception ; cependant M. Barnier, dans sa thèse en cite un exemple. Presque toujours les rétentions sont dues au spasme uréthral, et lorsqu'elles proviennent d'une altération de la prostate, elles sont le plus souvent précédées d'autres phénomènes morbides.

3° L'*incontinence d'urines* ne se rencontre pas d'habitude dans la cystite tuberculeuse; c'est un phénomène de peu de valeur, et cependant on l'a mentionné dans quelques observations. Elle reconnaît deux causes principales; tantôt elle est le fait de la rétention, et mériterait plutôt le nom de *regorgement* (obs. X, XXIX), que beaucoup d'auteurs ont adopté, la vessie restant pleine alors même que l'urine s'écoule goutte à goutte à l'insu du malade; d'autres fois elle est *vraie* (obs. IV, V, XXI), c'est-à-dire que la vessie n'étant point distendue comme dans le cas précédent, le malade perd néanmoins ses urines sans s'en apercevoir et sans en avoir conscience; non-seulement il ne résiste pas au besoin d'uriner, mais il n'a même pas ce besoin. Le plus souvent cette dernière forme d'incontinence est produite par les lésions qui détruisent le col de la vessie. Nous avons vu, en effet, en traitant de l'anatomie pathologique, le processus morbide s'attaquant de préférence au col y produire des lésions profondes alors que les autres régions sont à peu près indemnes : dans ces cas, le col, transformé en véritable caverne tuberculeuse, ne peut évidemment plus jouer le rôle de sphincter vésical.

L'incontinence se montre le plus souvent dans le cours de l'affection; quelquefois, elle est un symptôme initial. Tel est un fait, rapporté par le Dr Cartaz, dans lequel le premier symptôme fut une incontinence intermittente qui plus tard devint continue (V. aussi obs. XIX). Lorsque l'incontinence est fausse, c'est-à-dire lorsqu'elle coexiste avec la plénitude de la vessie, elle apparaît avec la rétention; lorsqu'elle est *vraie*, c'est-à-dire lorsque l'urine s'échappe à mesure qu'elle est sécrétée, elle survient le plus souvent lorsque l'état cachectique est déjà avancé.

4° La *douleur*, parfaitement étudiée par M. Tapret, se rencontre dans diverses circonstances ; tantôt elle est continue avec paroxysmes plus ou moins intenses, c'est-à-dire qu'elle existe pendant le repos de la vessie et de l'urèthre ; tantôt elle est liée d'une façon évidente au phénomène de la miction.

Entre les mictions, la douleur est rare dans le repos et le décubitus dorsal ; quelquefois ce n'est qu'une sensation diffuse dans la région des lombes, d'autres fois elle procède par accès plus ou moins intermittents, en affectant des ressemblances assez marquées avec l'accès de coliques néphrétiques ; c'est ce qu'on observe surtout dans les cas de tuberculose vésicale consécutive à une lésion des reins ou des uretères, c'est-à-dire lorsque les symptômes vésicaux ont été précédés de manifestations pulmonaires. Mais lorsque la tuberculose vésicale est isolée ou primitive, les malades se plaignent plutôt d'une sensation de pesanteur derrière le pubis, quelques-uns d'une constriction en forme de barre ou d'une brûlure, avec irradiations vers l'ombilic, le périnée et le rectum.

Cette forme névralgique était très-accusée dans une observation du Dr Huber de Prague. Et même chez une femme dont l'observation a été rapportée à la Société anatomique par M. Saint-Ange (obs. XIV), on pouvait voir de véritables crises douloureuses apparaissant à chaque miction, c'est-à-dire toutes les dix minutes. La malade pendant ces crises qui ne lui laissaient aucun repos, se couchait sur son lit en poussant des cris déchirants, et une petite quantité d'urine était expulsée avec force. En même temps le rectum était le siége d'un ténesme extrêmement pénible.

La douleur est accrue par le toucher rectal alors que le doigt presse sur la prostate, les vésicules séminales et la face postérieure de la vessie. Enfin le cathétérisme l'exaspère, et les malades se plaignent d'une sensation de brûlure très-vive lorsque l'instrument franchit la région prostatique et arrive au col vésical.

Pendant les mictions la douleur se rencontre à trois moments : avant l'émission de l'urine, au moment du premier jet, lors de l'expulsion des dernières gouttes.

Presque toujours les malades, avertis par les mictions antérieures, redoutent l'acte d'évacuation et, s'ils font des efforts pour retenir leur urine, les besoins deviennent extrêmement pénibles. Pendant toute la durée du jet, la douleur est ordinairement légère, supportable ; mais l'intensité va toujours en croissant, et atteint son maximum au moment où la vessie se contracte plus énergiquement pour exprimer les dernières gouttes qu'elle contient. Les malades se plaignent d'une sensation âcre de chaleur, de constriction au niveau du col avec les irradiations que nous avons déjà mentionnées. Ils sont donc placés dans l'alternative, ou bien de chercher à ne pas uriner, ce qui augmente l'intensité des besoins, ou bien de vider fréquemment leur vessie, ce qui leur occasionne des souffrances atroces.

Le plus souvent la douleur résulte simplement de la lésion anatomique, car on la retrouve sous diverses formes toutes les fois que le col est malade, aussi bien dans la cystite blennorrhagique que dans la cystite diathésique que nous étudions ; aussi ne comprend-on pas que Howship, Roseinstein et d'autres aient cru devoir la rapporter aux reins, comme phénomène réflexe, tandis que Rayer (p. 631 et 641) trouvait les lésions vésicales parfaitement suffisantes pour l'expliquer.

5° *Du spasme vésical et uréthral.* La contracture de la vessie est un symptôme assez fréquent, même chez la femme, comme le montre l'observation de W. Haward rapportée dans le *the Lancet*, 1874, II, 803. Par la palpation sus-pubienne on ne sent pas le globe vésical ; par le cathétérisme, on constate un

endolorissement de la muqueuse ; la sonde métallique ma-
nœuvre dans un espace restreint, à peine peut-on retourner
le bec de l'instrument vers la paroi inférieure ; de plus on
sent une dureté tantôt générale et régulière tantôt irrégulièrement répartie mais plus accusée à la partie inférieure. Ces
explorations avec la sonde sont très-douloureuses et peuvent
être la cause de complications peu graves, une légère hématurie, ou bien de la polyurie transitoire.

Dans l'urèthre, la contracture peut exister aussi, mais c'est
exclusivement au niveau de la région membraneuse, puisque
c'est la seule portion qui contienne des fibres musculaires
régulièrement réparties. Ce spasme uréthral est, nous venons
de le dire, la cause la plus fréquente des rétentions d'urine
chez les tuberculeux, surtout au début de l'affection. Chez
beaucoup de ces malades, en effet, se plaignant de ne pouvoir
uriner, à peine une sonde a-t-elle franchi l'entrée de la portion membraneuse, que l'on voit jaillir l'urine.

Mais quelquefois ce spasme est assez prononcé pour ne pouvoir être vaincu par des instrument flexibles. Avec des sondes-
bougies en gomme, avec des boules exploratrices flexibles, on
est arrêté à la région membraneuse, et l'examen local pourrait faire croire à un rétrécissement de l'urèthre, d'autant
plus facilement que c'est justement le siége d'élection des
coarctations de nature blennorrhagique. Mais si le malade n'a
rien dans ses antécédents qui autorise l'idée d'un rétrécisse-
sement, et si, d'autre part, les troubles fonctionnels indiquent plutôt une lésion vésicale qu'une lésion uréthrale, on
sera autorisé à chercher à pénétrer dans la vessie avec un
instrument métallique, et l'on y réussira presque toujours
par simple insistance sans déployer la moindre force et sans
exercer aucune violence. Néanmoins, le diagnostic est parfois
assez difficile, et l'on a souvent pris cette contracture pour

un véritable rétrécissement, contre lequel on a été jusqu'à employer l'uréthrotomie.

Quelle est la cause de ce spasme, en général peu douloureux? L'anatomie va nous venir en aide pour résoudre cette question. Nous nous souvenons en effet que c'est au niveau de la partie postérieure de l'urèthre et au col de la vessie que se rencontrent les lésions les plus accentuées; or c'est une loi de pathologie urinaire, bien établie par MM. les professeurs Verneuil et Guyon, que toutes les fois que le col est vivement impressionné par une lésion quelconque, calcul, tubercule, etc..., il y a spasme; et, comme les lésions tuberculeuses irritent le col d'une façon constante, qu'elles ne peuvent se déplacer comme les calculs, on peut dire presque à coup sûr qu'un spasme permanent est un signe de tuberculose urinaire, tandis qu'un spasme passager est plutôt un signe de calcul vésical.

6° *L'hématurie.* Dans la cystite tuberculeuse, le sang peut exister dans l'urine en quantité variable, mais facilement appréciable. Nous savons en effet que quelques grammes de sang dans un litre d'urine lui donnent un couleur rouge caractéristique, bien différente de celle des dépôts uratiques fébriles.

Ces hématuries, qu'on a trop souvent confondues avec celles d'origine rénale, existent dans presque tous les cas; mais comme les hémoptysies de la tuberculose pulmonaire, elles appartiennent à différentes périodes de la tuberculose vésicale.

Tantôt l'hématurie précède toute autre manifestation, survenant en pleine santé, alors que rien ne peut faire prévoir l'invasion d'une diathèse aussi grave; c'est pour ainsi dire un accident prémonitoire dont les conséquences immédiates sont tout à fait insignifiantes, mais dont la valeur diagnostique est très-précieuse; elle naît spontanément, ou quelquefois à la suite d'une fatigue, d'un excès alcoolique, d'une blennorrhagie même ; mais alors nous ne devons voir dans ces antécédents que des causes adjuvantes et nullement des causes efficientes ; la fatigue, les boissons alcooliques ont favorisé et peut-être avancé la production du symptôme, mais elles ne l'ont nullement produit.

L'hématurie peut durer plus ou moins longtemps, être plus ou moins abondante ; elle ne cède point par le repos, elle ne diminue point pendant la nuit, signes précieux pour le diagnostic.

C'est ordinairement à la fin de la miction qu'apparaît le sang ; le malade vient d'uriner au prix d'efforts assez grands, et, au moment de l'émission des dernières gouttes, il aperçoit au méat quelques gouttelettes de sang mélangé d'urine ; à ce moment la douleur est plus accusée, c'est une véritable brûlure. Quelquefois il rend seulement quelques gouttes de sang à la fin de chaque miction pendant plusieurs jours ; d'autres fois l'hématurie est plus abondante (obs. IV), et le sang apparaît pendant toute la durée de la miction ; quelquefois encore il peut se produire dans la vessie un caillot qui sera une cause transitoire de rétention d'urine.

Lorsque l'hématurie survient dans la période d'état, elle est beaucoup plus persistante que la précédente, et, au lieu de durer quelques jours, elle se montre pendant des mois entiers.

Les caractères du sang sont importants à étudier. Lorsque l'hématurie est assez abondante, le sang est mélangé à l'urine, qui prend une coloration rouge assez foncée ; par le repos, il se dépose au fond du vase une sorte de caillot cruorique mélangé de mucus. Lorsque l'hématurie est peu abondante, on voit le sang former des filaments jaunâtres, au milieu desquels on trouve de petits tractus rouges plus foncés. S'il s'agit d'une hématurie de la période d'état, nous aurons déjà depuis longtemps de l'irritation vésicale et l'urine contiendra, comme nous le verrons tout à l'heure, du mucus, du pus et des sels phosphatiques ; ces matériaux se déposeront au fond du vase, et, au-dessus de cette couche blanche, à reflets légèrement jaunâtres, nous trouverons superposées, selon l'expression de M. Guyon, comme des stratifications géologiques, d'autres couches jaunes et rouges, de petits caillots fibrineux et de globules sanguins, signes d'une lésion ulcéreuse du col.

7° *Du pus dans l'urine* Presque tous les symptômes que nous venons d'étudier peuvent exister au début de l'affection, ou bien apparaître plus tard. Le pus dans l'urine, au contraire, indique toujours un état déjà avancé ; la maladie n'en est plus à la période des granulations ; la muqueuse est déjà érodée ou ulcérée et sécrète du pus en quantité variable. Quelquefois il y a peu de pus dans l'urine, et on doit recourir à l'examen microscopique et à l'analyse chimique pour le reconnaître. Mais le plus souvent par le repos l'urine laisse déposer au fond du verre une couche plus ou moins épaisse ; l'aspect en est caractéristique ; mais, s'il subsistait quelque doute, la présence de leucocytes et l'aspect filant à la suite de l'addition d'ammoniaque seraient absolument concluants.

Le pus est en quantité variable. Généralement plus abondant que dans la cystite blennorrhagique, et moins que dans le vieux catarrhe vésical, ou dans la pyélonéphrite, il s'écoule au moment des mictions, au commencement et à la fin. Rarement, si la lésion tuberculeuse a dépassé la région prostatique pour s'étendre au-delà de la portion membraneuse à ce que M. Guyon appelle l'*urèthre antérieur*, on verra l'écoulement simuler ces *blennorrhées tuberculeuses* signalées par Ricord et dont MM. Barnier et Vedrine ont pu faire avec quelque raison, dans leurs thèses, un signe prémonitoire de la tuberculisation du testicule. Les faits de ce genre sont exceptionnels, même comme phénomènes tardifs, dans la tuberculose *urinaire* où le pus vient soit des reins soit de la vessie, mais principalement du voisinage du col comme on peut facilement s'en convaincre en recueillant dans deux verres différents l'urine d'une même miction, et laissant reposer le liquide ; on reconnaît alors que le pus est beaucoup plus abondant dans le verre qui a recueilli la première partie de l'urine que dans le second ; il était donc accumulé surtout vers le col, d'où les premières contractions vésicales l'ont chassé rapidement.

Il faut d'ailleurs l'intuition clinique pour distinguer la provenance vésicale ou rénale du pus. Kussmaul (Würzb. Ztschr. 1863, IV, 1, 63–66) donne à ce sujet quelques indications micrographiques. Quant au procédé chirurgical de Thompson, il est absolument illusoire.

Nous en avons fini avec les signes auxquels on pourra reconnaître la *cystite tuberculeuse.*

Mais, ainsi que nous l'avons noté en traitant de l'anatomie pathologique, le système génital peut être atteint et principalement la prostate ; aussi ne devons-nous jamais négliger l'examen de tous ces organes, même lorsque le diagnostic nous paraîtra absolument évident. En effet, si la tuberculisation peut se limiter exclusivement à la vessie, il n'est pas moins vrai que dans beaucoup de cas les organes voisins pourront être infiltrés de produits tuberculeux.

Toujours on devra examiner avec soin l'état des testicules, et principalement des épididymes ; souvent on les trouvera bosselés, indurés, quelquefois gonflés et douloureux.

Enfin, l'on ne négligera pas de pratiquer le toucher rectal, pour se rendre compte des altérations de la prostate et des vésicules séminales. Le doigt sent parfaitement l'augmentation du volume de la glande, qui est inégale, bosselée; parfois un seul lobe est surtout atteint; le plus souvent les deux sont malades, mais inégalement.

La *marche* de la cystite tuberculeuse est sujette à des variations très-grandes.

Lorsque la maladie est primitive, les envies fréquentes, les crises douloureuses, les hématuries peuvent disparaître après un temps plus ou moins long, sous l'influence d'un traitement approprié. Lorsque l'urine renferme du pus, même en quantité considérable, on peut la voir s'éclaircir notablement et le dépôt diminuer. Mais, après cette période d'amélioration, la maladie, sous l'influence d'une fatigue, d'un excès, ou même le plus souvent sans cause appréciable, reparaît à l'état subaigu, et tous les symptômes précédemment indiqués se montrent de nouveau avec une intensité plus grande. Il en a été ainsi chez plusieurs des malades dont nous rapportons l'observation. Chez le nommé Vincent, par exemple (obs. XXVIII), après plusieurs améliorations passagères, la maladie a reparu sans cause avec des phénomènes presque aigus, pour s'amender quelque temps après.

Lorsque la maladie est secondaire, lorsque les lésions pulmonaires sont assez avancées, on voit plus rarement ces irrégularités dans la marche et ces intermittences; le plus souvent les symptômes sont continus et augmentent d'intensité à mesure qu'ils deviennent plus anciens, mais sans avoir toutoujours cette période d'acuité que nous indiquions précédemment.

IV.

DIAGNOSTIC.

L'inflammation tuberculeuse de la vessie se traduit cliniquement par une série de symptômes très-importants dont quelques-uns appartiennent presque en propre à cette affection. Cependant nous n'en pouvons trouver un seul véritablement pathognomonique et c'est plutôt par l'ensemble de ces signes et surtout par l'étude attentive des diverses modalités des symptômes que nous arriverons à un diagnostic à peu près certain, comme nous sommes arrivé déjà à une description précise de la maladie. Parfois, l'ensemble est si net qu'il est impossible de s'y tromper ; mais le plus souvent, si la lésion urinaire est peu accusée, si surtout les symptômes pulmonaires n'existent presque pas, et qu'aucune des complications que nous avons indiquées ne se soit révélée par un ou plusieurs signes, le diagnostic ne laisse pas que d'être très-embarrassant ; l'on peut même être forcé de ne point se prononcer d'une façon tout à fait affirmative, et de se contenter d'une supposition vraisemblable.

Le premier point à établir est l'existence de la cystite ; ce sera le côté le plus facile de la question ; en effet, nous trouvons réunis à peu près tous les symptômes d'une inflammation vésicale, difficulté, fréquence et douleur de la miction, hématuries répétées, altérations de l'urine, qui contient, indépendamment du sang, une quantité plus ou moins considérable de pus, plus abondant dans les premiers jets que dans les suivants.

Mais ce problème une fois résolu, nous nous trouvons en présence d'une difficulté plus grande ; reconnaître la nature spéciale de l'affection.

Ainsi que nous venons de le faire pressentir, ce n'est pas d'après la présence ou l'absence d'un symptôme que nous pourrons arrêter le diagnostic ; ce n'est pas davantage par l'étude d'un seul signe que nous arriverons à ce résultat, mais seulement par la considération de l'ensemble symptomatique, par le groupement des faits et leur comparaison raisonnée, enfin par l'étude minutieuse et pour ainsi dire la dissection complète de tous les éléments qui entrent en jeu dans la production de la maladie. En effet, dans les nombreuses affections des voies urinaires, nous nous trouvons constamment en présence d'un très-petit nombre de symptômes, qui ne varient pas ; c'est presque toujours de la difficulté, de la douleur, de la fréquence dans l'émission des urines, de l'hématurie, de l'incontinence ou de la rétention.

Ce n'est point là, nous dit M. le Dr Tapret dans son mémoire, qu'il faudrait rechercher des symptômes dits pathognomoniques ; « les plus importants attirent l'attention sur l'organe touché, mais ils n'indiquent point la nature de l'affection génératrice. Pour déterminer leur véritable signification, il faut tenir compte des circonstances qui les ont précédés ou suivis, du moment de leur apparition, de la manière dont ils se présentent et se comportent par rapport aux phénomènes concomitants. »

Ces quelques considérations s'appliquent particulièrement, comme on va voir, à la cystite tuberculeuse.

Les *mictions fréquentes* se rencontrent dans plusieurs affections des voies urinaires: dans la cystite blennorrhagique surtout, dans les ulcérations séniles de la prostate et chez les calculeux. Mais dans la cystite simple, elles diminuent rapidement par le repos au lit, elles sont beaucoup moins répétées la nuit que le jour ; c'est le contraire dans la cystite tuberculeuse.

Chez les prostatiques, les envies existent aussi bien la nuit, plus peut-être que le jour, mais, nous le savons, ces lésions affectent principalement les vieillards, de 50 à 80 ans, tandis que la cystite tuberculeuse se rencontre de préférence chez les adultes. Quant aux calculeux on sait que leurs envies d'uriner sont sous la dépendance directe de la fatigue et des mouvements, et qu'elles se calment en partie par le repos.

La *difficulté des mictions* se rencontre chez les malades atteints de rétrécissements ; mais chez eux cette difficulté ne se montre pas subitement, elle va toujours en croissant, et ce n'est qu'après un temps parfois très-long qu'elle peut incommoder le malade ; de plus, elle ne s'accompagne pas de douleur, ou du moins cette douleur n'est nullement comparable à celle de l'inflammation vésicale.

La *douleur*, en effet présente des caractères particuliers dans presque toutes les affections urinaires.

Chez les calculeux, elle existe le jour, mais est exaspérée par les mouvements, la marche, les courses en voiture, pour diminuer ou disparaître le soir, pendant le repos de la nuit.

Dans la cystite simple, elle se calme également la nuit et reparaît dès que le malade cherche à se livrer à ses occupations habituelles.

Chez les sujets atteints d'hypertrophie ou de néoplasme de la prostate, les douleurs s'accusent au contraire pendant la nuit, par suite de la congestion des organes, et paraissent diminuer le jour.

Nous avous vu que chez les tuberculeux elle est absolument continue et à paroxysmes presque indépendants des circonstances extérieures. D'après M. Tapret, elle se calmerait plutôt par la marche et s'exaspérerait par la station verticale. Notre observation XXIII montre qu'elle n'augmente point par le mouvement de la voiture. Enfin M. Warr. Haward

fait remarquer (*the Lancet*, 5 déc. 1874) qu'à l'inverse des calculeux, il y a chez les tuberculeux un soulagement au moins
relatif après chaque miction, et nons en trouvons un exemple
dans une des observations de Basham, rapportée par W. Roberts (*ur. a. ren. dis.*, 464).

L'*hématurie* est un des symptômes dont l'étude attentive
sera du plus grand secours pour le diagnostic.

Lorsqu'un homme est pris sans cause appréciable (excès
ou blennorrhagie) d'une hématurie légère, persistante, présentant les caractères que nous avons indiqués, on doit craindre
le début de l'affection tuberculeuse.

Chez les calculeux, l'hématurie existe le jour seulement et
cesse presque toujours la nuit. Chez les malades atteints de
carcinome de la prostate, le sang existe presque continuellement dans l'urine.

L'état général, les commémoratifs, l'interrogatoire du malade, l'examen du système génital, l'étude histologique de
l'urine au point de vue des débris tuberculeux, et surtout,
d'après Schmidtlein, les signes négatifs, absence de pierre ou
de fongus dans la vessie, d'échinocoques dans l'urine, de rétrécissement dans l'urèthre, d'hypertrophie à la prostate, de
coliques néphrétiques bien franches; rien ne devra être négligé pour corroborer le diagnostic.

Enfin, dans certains cas douteux, le traitement lui-même
pourra venir compléter le diagnostic : les instillations au
nitrate d'argent de M. le professeur Guyon guérissant très-
rapidement les cystites du col de nature blennorrhagique,
lorsqu'on les verra manquer d'efficacité, n'amener que des
améliorations légères et de courte durée, on devra penser
que l'inflammation du col n'est pas franche, mais plutôt de
nature tuberculeuse.

Guébhard.3

V.

PRONOSTIC.

La marche des symptômes que nous avons indiquée nous dispense de nous étendre longuement sur le pronostic. Il est bien évident que la cystite tuberculeuse est sous la dépendance plus ou moins intime de l'affection diathésique; c'est dire qu'elle doit inspirer une très-grande réserve pour le médecin et de l'inquiétude pour le malade.

Cependant on ne doit nullement comparer au point de vue du pronostic la tuberculose urinaire et la tuberculose du poumon.

Lorsque la localisation se fait principalement sur l'organe de la respiration, on voit la tuberculose tantôt par poussées successives séparées par des rémissions de plusieurs mois, tantôt par une marche continue, s'aggraver toujours et tuer par les progrès de la consomption dans un espace de temps qui varie selon l'âge des individus et leur condition sociale.

Quand il s'agit de lésions tuberculeuses intéressant la vessie, il faut distinguer deux cas.

Dans le premier, nous avons affaire à une cystite secondaire, ou du moins il y a dans le poumon des lésions aussi avancées que dans la vessie; évidemment alors la lésion pulmonaire primera la lésion vésicale et déterminera presque seule le pronostic.

Mais dans la cystite primitive, il n'en sera pas de même. Exceptionnellement galopante, comme dans un cas du D\u1d63 West, cité par Smith, où la tuberculose, plus accentuée il est vrai, dans les reins que dans la vessie, emporta en deux mois un enfant de 4 ans et demi, sans traces de tubercules ailleurs, la cystite tuberculeuse peut, exceptionnellement aussi, guérir d'une manière complète. Pr. Hewett cite le cas d'un jeune homme qui avait en même temps une arthrite du genou. J. Paget, rapporte Smith, vit à l'âge de 48 ans, parfaitement guéri et bien portant, un homme qui avait eu 20 ans auparavant une cystite tuberculeuse avec fistules périnéales. Dans la plupart des cas, la maladie, contrairement à l'opinion de Schmidtlein qui lui assignait une durée de une ou deux années seulement, peut durer 5, 10 et 15 ans sans influencer notablement l'état général. W. Haward a vu mourir à l'âge de 40 ans, d'un cancer de l'aisselle une femme qui avait eu depuis l'âge de 18 ans de nombreuses attaques parfaitement caractérisées de cystite tuberculeuse. Mitscherlich, cite une femme chez qui la maladie dura 16 ans. Enfin il est encore assez fréquent de voir l'affection n'éclater qu'à un âge avancé, comme unique manifestation d'une tuberculose tardive ; on en trouve la preuve dans deux anciennes observations de Virchow (*Gaz. hebd.* 1854, I, 371), de Hauff (*Prag. Vjahrschr.* VIII, 67) et dans plusieurs de celles que nous rapportons.

Ainsi que l'ont démontré pour le testicule les travaux de M. le professeur Richet et du Dr Reclus, la tuberculose peut rester très-longtemps localisée dans la vessie. Mais presque toujours les symptômes reparaissent après des rémissions plus ou moins longues, et il ne faut jamais oublier derrière la lésion locale, la terrible diathèse dont les manifestations restent imminentes.

VI.

TRAITEMENT

Nous n'avons que peu de chose à dire du traitement de la cystite tuberculeuse.

Localement il ne faut user qu'avec une grande réserve des explorations et des cathétérismes; car lorsqu'on explore l'urèthre et principalement la région prostatique et le col vésical avec l'explorateur de gomme terminé par une boule olivaire, on détermine une douleur parfois assez vive au niveau du col; cette exploration ainsi que nous l'avons vu peut rendre quelque service pour le diagnostic, mais ne doit pas être répétée comme mode de traitement palliatif ou curatif.

Les cathétérismes répétés agissent de même; ils augmentent le spasme uréthral sans grand soulagement pour le malade.

Nous devons cependant mentionner l'amélioration qui résulte des instillations de nitrate d'argent en solution portée directement sur le col. M. le professeur Guyon se sert constamment d'une solution au cinquantième, et quelquefois au vingt-cinquième.

A une petite seringue en verre, il adapte un explorateur en gomme perforé dans toute son étendue; il franchit, avec la boule de l'explorateur, la région membraneuse et, une fois dans la région prostatique, instille vingt ou vingt-cinq gouttes de la solution qui, par son propre poids gagne le col en touchant légèrement toute la circonférence du canal. Par ce procédé il obtient, non pas des guérisons, mais des améliorations réelles et quelquefois assez durables, quoique bien moins complètes que dans la cystite blennorrhagique par exemple ; on calme assez rapidement la douleur des mictions, et quelquefois l'hématurie ; mais on n'agit que très-peu sur la fréquence, ainsi qu'il résulte de l'étude comparative des observations recueillies dans le service de M. Guyon.

On se trouvera bien aussi des topiques portés sur la muqueuse rectale. Tantôt ce seront des quarts de lavement laudanisés pour calmer, le soir, les douleurs et faciliter le sommeil ; tantôt des suppositoires à l'extrait de belladone, ou bien à l'onguent napolitain ou à l'extrait thébaïque.

On a essayé le seigle ergoté à la dose de 50 centigr. par jour, la poudre de tannin à la même dose, contre les envies fréquentes et la polyurie ; malgré quelques succès, les résultats ne sont pas constants, et on ne doit pas trop y attacher de confiance.

Ce qu'il faut surtout employer, ce sont les traitements qui s'attaquent à l'état général : les toniques, le fer, le quinquina, les bains simples et sulfureux, les changements d'air doivent être recommandés avec insistance.

Enfin, mentionnons l'hydrothérapie sous forme de douches froides en jet et en pluie ; c'est un des moyens qui paraissent devoir agir avec le plus de constance dans la tuberculose urinaire.

VII.

CONCLUSIONS

Parvenu au terme de notre travail, nous nous croyons autorisé à formuler les conclusions suivantes :

1° La cystite tuberculeuse, principale manifestation de la tnberculose urinaire, se rencontre dans deux circonstances principales :

a. Tantôt elle est primitive, et ne paraît pas précédée par des symptômes diathésiques dans d'autres appareils; elle peut alors rester longtemps localisée à la vessie, sans retentir sur l'état général.

b. Tantôt elle est secondaire; c'est alors un épiphénomène, une complication de la tuberculose pulmonaire ou de la tuberculose génitale, dont elle hâte la terminaison funeste..

2° Elle est caractérisée par des symptômes qui, tout en n'étant point pathognomoniques, constituent par leur réunion un ensemble suffisant pour permettre le diagnostic dans la majorité des cas.

3° Elle s'accompagne de lésions, parfois assez profondes, débutant toujours, dans la vessie, par le col et la région prostatique de l'urèthre, pour s'étendre de là souvent à toute la muqueuse urinaire. Alors même qu'elle est secondaire, les lésions paraissant suivre une marche descendante des reins, aux uretères et à la vessie; c'est encore au voisinage du col que se trouvent les désordres les plus accusés.

4° Elle peut être améliorée, quelquefois par les instillations de nitrate d'argent, le plus souvent par un traitement général.

OBSERVATIONS

Observation II.

Tubercules de la prostate, par M. Guerlain.

X... (Paul) 43 ans, employé, d'un tempérament scrofuleux, d'une constitution mauvaise, est entré déjà il y a quelques années dans le service de M. Laugier pour une tumeur blanche du coude gauche, pour laquelle ce chirurgien lui a pratiqué d'abord la résection des extrémités articulaires, puis ensuite l'amputation du bras au tiers moyen.

Depuis quelques années, le malade a remarqué que son urine est trouble et que de temps à autre il pisse difficilement. Quelques douleurs au périnée et au rectum, pas de constipation ni de diarrhée.

Jamais de chancres ; deux blennorrhagies qui ont duré chacune trois ou quatre mois.

Au moment de son entrée à l'hôpital, nous trouvons un malade affaibli, maigre, mais avec des fonctions digestives en bon état.

Respiration rude au sommet droit avec expiration prolongée, douleur périnéale ; la miction se fait bien ; dépôt purulent dans l'urine.

Par le toucher rectal on sent la prostate volumineuse, surtout à droite ; à gauche, elle est irrégulière, sans bosselures.

Le 2 avril 1860, à trois heures du soir, frissons intenses qui se répètent le 3 et le 4, sans point de côté, sans douleur localisée, sans crachats, sans souffles ni râles dans la poitrine. Pas de douleur de ventre.

Mort le 24 avril, dans le coma.

Autopsie.— Adhérences pleurales des deux côtés ; poumons

farcis de tubercules miliaires des deux côtés dans toute leur étendue ; au sommet droit une très-petite caverne ; cœur sain.

Petite vessie à colonnes ; ses parois ont plus d'un centimètre d'épaisseur. La muqueuse vésicale présente un certain degré de cystite, surtout près du col.

Dans la prostate, grosse comme un œuf de poule, on trouve à gauche une cavité irrégulière, comme grenue, contenant du pus, et communiquant avec l'urèthre par deux orifices pouvant admettre une plume d'oie. Ce foyer contient encore de la matière tuberculeuse ramollie ; il mesure 2 centim. 1/2 de long sur 1 centim. 1/2 de large ; son plus grand diamètre n'est pas complètement parallèle à l'urèthre, mais oblique de haut en bas et de dehors en dedans, par rapport au canal. Le lobe droit de la prostate présente, très-près de la face antérieure, deux tubercules crus, l'un gros comme une fève, l'autre plus petit qu'un pois.

Les vésicules séminales sont saines.

OBSERVATION I.

Tubercules de la prostate et de la paroi vésicale, par M. Obédénare.

Un malade présentait tous les signes d'une tuberculisation pulmonaire au troisième degré ; en outre, il éprouvait une pesanteur du périnée, des envies fréquentes d'uriner, douleur sourde et profonde dans le petit bassin, et qui s'étendait jusqu'à l'hypogastre pendant la défécation. Les urines du malade étaient très-chargées en mucus et en muco-pus.

A l'AUTOPSIE, outre les lésions inévitables de l'appareil respiratoire, je trouvai : dans l'épaisseur de la prostate, une véritable caverne, pouvant loger deux noisettes, remplie de ce qu'on est convenu d'appeler de la matière tuberculeuse, caverne communiquant avec le canal de l'urèthre (portion prostatique). La paroi postérieure de la vessie et la paroi du basfond étaient épaissies ; la surface intérieure de ces parois présentait une douzaine d'ulcérations, ayant de 8 à 12 millim. de diamètre, à bords inégaux, peu saillants, à fond irrégulier, comme mâché ; ces ulcérations paraissaient intéresser non-seulement la muqueuse, mais aussi en partie la tunique musculaire de la paroi vésicale. Avec tout cela, rien d'apparent dans les testicules, rien dans les canaux déférents.

OBSERVATION III.

Tubercules des organes génito-urinaires, par M. Quinquaud.

Lehn..., ébéniste, âgé de 32 ans, entré le 6 juin 1868 à Necker, salle St-Louis, n° 15, service de M. Laboulbène.

Son père est mort tuberculeux, sa mère est morte d'accident. Il a trois sœurs dont deux se portent bien ; l'autre s'enrhume facilement et aurait déjà eu plusieurs pleurésies. Depuis trois mois environ, il tousse beaucoup ; amaigrissement marqué ; sueurs assez abondantes le soir.

Etat actuel : aspect cachectique ; teinte jaune-paille ; maigreur extrême ; laryngite chronique ; alternatives de diarrhée et de constipation ; toux opiniâtre avec crachats jaunâtres nageant dans du liquide.

A l'auscultation : à droite, expiration soufflante ; à gauche, expiration prolongée avec quelques craquements.

En arrière, souffle caverneux à droite au niveau de la fosse sous-épineuse ; matité en avant et aux deux sommets...

Il y a un mois, cet homme éprouva des douleurs dans le bas-ventre et de fréquentes envies d'uriner. De temps à autre quelques douleurs de reins légères. Peu à peu des douleurs survinrent pendant la miction, puis enfin ce fut du véritable ténesme.

Du 6 au 15 juillet on retrouva toujours les mêmes signes de la phthisie pulmonaire ; mais les accidents vésicaux augmentèrent. Les urines devinrent albumineuses, mais contenant en même temps un dépôt d'urates mélangé avec une matière jaunâtre formée en grande partie des corpuscules que Lebert considère comme de nature tuberculeuse. Le malade mourut dans la marasme de la phthisie.

AUTOPSIE. — Cerveau sain ; un peu de sérosité dans les ventricules.

Adhérences pleurales anciennes en arrière des poumons. Les deux poumons sont farcis de tubercules crus et de tubercules miliaires. Du côté droit il y a une vaste caverne, et à côté de petites excavations des noyaux de pneumonie caséeuse.

Cœur volumineux, rempli de caillots gelée de groseilles; quelques fausses membranes péricardiques.

Foie volumineux, congestionné, ainsi que la rate.

Les deux reins sont assez volumineux : le gauche offre des tubercules miliaires avec des points ramollis et de véritables cavernes ; le droit contient une seule caverne, mais il y a des granulations miliaires à sa surface. Le câlice et le bassinet du côté gauche sont tapissés par une matière caséeuse ; le calice et le bassinet droit sont le siége de petits tubercules jaunes. L'uretère gauche est dilaté et parsemé de tubercules, disposés sur la muqueuse ; il existe aussi des ulcérations. La muqueuse vésicale est parsemée de tubercules miliaires ; ses parois sont un peu épaissies.

Au niveau de la portion prostatique de l'urèthre, il existe une dilatation pleine de tubercules jaunes non encore ulcérés. Les vésicules séminales, les testicules, sont parfaitement sains ainsi que les canaux déférents.

L'examen histologique montre des fibres de tissu connectif, des fibres élastiques et des noyaux allongés qui se colorent par le carmin dans les tubercules miliaires. La matière jaune est formée des petits corpuscules de Lebert, avec de la graisse en quantité.

En somme, la tuberculisation semble avoir débuté par les reins pour se propager à la vessie et à l'urèthre.

OBSERVATION IV.

Méningite tuberculeuse. Tubercule des reins. Hématurie.
Par M. Challan, interne des hôpitaux.

L..., Georges, 26 ans, serrurier, entre le 2 mars 1869 à l'hôpital de la Pitié, salle St-Hilaire.

Les parents sont morts phthisiques. Lui-même, à son entrée, présente des symptômes du deuxième degré de la phthisie pulmonaire. La maladie remonte à quinze mois. Il a de plus, depuis deux mois environ, éprouvé des douleurs assez vives en urinant, il a eu des pissements de sang à plusieurs reprises. A son entrée, on constate d'ailleurs que ses urines contiennent une quantité d'albumine assez notable. Quelques jours après son entrée, le 11 mars, on le trouve dans un état de stupeur avec faiblesse du côté droit, émission involontaire des urines, et diminution des fonctions intellectuelles. Ces symptômes augmentent dans les trois jours qui suivent.... Beaucoup d'albumine dans les urines ; pas de vomissements ni de convulsions. Cinq ou six selles diarrhéiques par jour... Le 14, à 5 h. du matin, il a une hématurie très-abondante. Le sang rendu est bien rouge, mêlé à quelques caillots. Vers neuf heures du matin, nouvelle hématurie aussi forte ; tout son linge et son lit sont tachés de sang. Coma et délire. Mort à onze heures du matin.

Autopsie. — *Méninges* fortement injectées à la face convexe et à la base ; par places, teinte opaline, épaississements, plaques laiteuses alternant avec des traînées de granulations sous-méningées...

Cerveau Foyer hémorrhagique de 2 cent. de profondeur sur 2 1/2 de largeur, correspondant au plus fort épaississement des méninges....

Poumons, infiltrés dans toute leur étendue de granulations tuberculeuses. Aux deux sommets, cavernules nombreuses. Congestion très-manifeste des deux poumons, sauf tout à fait à la base.

... *Cœur, foie, rate, estomac, péritoine*, sains.

Reins. Ils présentent un volume assez considérable ; à droite, deux ou trois petits tubercules non ramollis. Au rein gauche, nombreux noyaux de matière caséeuse, situés surtout sur le bord convexe ;... plusieurs poches incrustées de matière tuberculeuse et remplies d'un liquide puriforme.

L'*uretère* gauche est d'un volume assez considérable,... et incrusté sur toute la face interne de matière caséeuse. — L'uretère droit est normal.

Vessie. Sur la muqueuse de la vessie, on trouve de nombreuses ulcérations dont les deux plus grandes sont du volume, l'une d'une pièce de 5 francs en argent, et l'autre d'une pièce de 2 francs. Elles se trouvent autour de l'embouchure des uretères dans la vessie. Ces ulcérations sont arrondies, à bords bien nets, à fond rugueux, comme tapissés de petits points durs.

On remarque d'autres petites ulcérations en différents points, présentant toutes les mêmes caractères, les unes de la grosseur d'un pois, les autres de la largeur d'une pièce de 50 centimes. Sur la muqueuse on remarque, entre les ulcérations, une grande quantité de granulations tuberculeuses.

Du reste, les granulations et les ulcérations siégent surtout à la partie inférieure de la vessie, rayonnant autour des points où s'ouvrent les uretères. On trouve en outre, dans la vessie, une assez grande abondance de sang encore assez rouge, mêlé à des caillots noirs. L'embouchure de l'uretère gauche est obstruée par la matière tuberculeuses non ramollie.

Prostate. Du côté gauche, on trouve plusieurs amas de tubercules miliaires non encore ramollis et, du côté droit, un noyau de la grosseur d'une noisette, formé d'une matière caséeuse, moins ferme cependant que celle trouvée dans les noyaux du rein gauche.

Urèthre. Rien de particulier ; ni dans les vésicules séminales, ni dans le canal défèrent.

L'examen des *testicules* n'offre rien de particulier. La tunique vaginale ne présente pas de granulations.

OBSERVATION V.

Tuberculisation d'un rein, de la vessie et de la portion prostatique
de l'urèthre, par M. Tholens, interne des hôpitaux.

Albert, âgé de 21 ans, entre le 13 novembre 1869 à l'hôpital Saint-Louis, salle Sainte-Marthe, lit n° 10, service de M. Panas.

Au mois de juin 1869, cinq mois avant son entrée à l'hôpital, ce malade avait contracté une blennorrhagie ; il lui en était resté un écoulement uréthral purulent. La miction était douloureuse ; vers la fin de l'émission de l'urine, il y avait un peu d'hématurie. De temps à autre on constatait de l'incontinence d'urine. Le malade accusait des douleurs assez vives au périnée, à l'hypogastre et jusque dans la région inguinale. Il était pâle, très-amaigri ; il toussait fréquemment, on constatait de la matité au sommet des poumons, surtout à droite et des craquements. Au toucher rectal, on sentait la prostate comme bosselée, présentant dans son épaisseur des sortes de nodosités, ce qui fit porter le diagnostic de tubercules de la prostate, accompagnant des tubercules pulmonaires.

Le 4 mars 1870, le malade succombait.

A l'*autopsie*, on trouve tous les organes sains, sauf les poumons et l'appareil génito-urinaire.

Les *poumons* offraient tous les signes de la tuberculose ; les sommets étaient creusés de quelques petites cavernes, et renfermaient des foyers caséeux ; la base présentait de nombreuses granulations tuberculeuses.

Le *rein* gauche présentait plusieurs poches remplies de matière caséeuse. L'uretère était dilaté, ses parois épaissies, couvertes de granulations jaunâtres tuberculeuses.

Le *rein* et l'uretère droits étaient sains.

La *vessie* présentait plusieurs ulcérations de forme ovalaire la plupart, et pouvant avoir jusqu'à 1 centimètre dans leur plus grand diamètre. La paroi musculaire était hypertrophiée, offrant quelques colonnes charnues.

La *prostate* était creusée de plusieurs cavités remplies de matières caséeuses.

La *vésicule séminale* droite offrait de même deux foyers tuberculeux dans son épaisseur. La gauche était saine, ainsi que les canaux déférents. Les *testicules* ne présentaient rien à noter, moins leur faible volume.

L'urèthre était aussi envahi par l'ulcération tuberculeuse. Les granulations étaient nombreuses dans la portion prostatique ; elles l'étaient moins dans les autres régions, mais on en voyait jusque dans la fosse naviculaire, où une granulation du volume d'un grain de chènevis se trouvait encore à 3 millimètres environ du méat.

OBSERVATION VI.

Tuberculisation des organes urinaires, par M. Culot.

G... (Célestine), 33 ans, domestique, est prise vers le 24 août 1869, au milieu d'une excellente santé, et sans cause connue, de dyspnée pour laquelle elle entre à la Charité où elle séjourne un mois, sort incomplètement guérie, reprend ses occupations, et rentre le 4 décembre à la Pitié, dans le service de M. Empis.

Le 1er janvier, la malade reste constamment au lit, est un peu amaigrie, teint terreux. Elle se trouve très-bien, ne souffre pas. Les nuits sont bonnes. Elle mange volontiers, digère bien. Tousse quelquefois, mais très-peu ; n'a jamais eu d'hémoptysie.

L'examen physique n'a rien montré dans les sommets de la poitrine. Mais dans le flanc droit existe une masse assez volumineuse, profonde, indolente, dont la pression provoque un besoin presque immédiat de miction.

Les urines fréquemment rendues (toutes les heures) déposent une masse blanche, plus ou moins pulvérulente. Jamais de sang.

Vers la fin de janvier, la malade est prise d'un peu de diarrhée, tousse davantage, a souvent de petits frissonnements.

Elle s'affaiblit beaucoup et maigrit, n'ayant cependant aucune crainte sur sa santé, n'éprouvant pas de douleurs.

Le 26 janvier débute une parotidite gauche qui suppure rapidement et sort par le conduit auditif.

La malade succombe le 2 février.

AUTOPSIE le 3 février 1870.— On trouve au sommet du poumon droit une masse caséeuse, grosse comme une petite noisette, parfaitement limitée et enkystée.

Au sommet gauche, deux masses plus petites, ayant également une consistance ferme.

Pas d'autres tubercules, ni granulations. Pas d'adhérences pleurales.

Les bronches ont leur muqueuse un peu rouge et sont remplies de mucosités spumeuses. Les poumons sont rouges, violacés, pleins de sang.

Cœur, péricarde sains. Rate volumineuse et très-foncée, sans adhérences ni granulations.

Foie un peu volumineux.

Nulle trace de péritonite. Un peu de pus verdâtre, provenant du foyer purulent de l'extrémité inférieure du rein droit, s'est fait jour dans le péritoine. Mais cette altération semble être survenue après la mort, dans les brusques mouvements qu'on a imprimés au cadavre.

Les intestins sont sains, sans engorgement ganglionnaire mésentérique.

Le rein gauche, petit, avec bosselures fluctuantes, est très-adhérent au tissu cellulaire voisin.

Sur une coupe suivant le grand axe, on y trouve huit ou dix cavités remplies de détritus caséeux, communiquant avec les calices et le bassinet, qui sont épaissis considérablement et présentent de nombreuses saillies avec dépressions centrales, ayant tout à fait l'aspect de pustules ombiliquées et solidifiées. L'*uretère* gauche, considérablement épaissi, ne permet pas le passage d'un stylet à sa partie supérieure.

Le *rein droit*, très-volumineux, mais adhérent aux parties voisines, présente quelques petits tubercules jaunes sous-capsulaires.

A la coupe, on voit que la substance corticale reste presque entière, et qu'elle est infiltrée de masses striées, très-mal limitées, n'ayant point l'aspect de tubercules.

En dedans, et séparées par du tissu sain, on voit sept ou huit cavités moins grandes que celles du rein gauche, bien limitées cependant et remplies aussi de débris caséeux, purulents.

A sa partie inférieure, deux grosses bosselures semblent pleines d'un pus tout à fait inflammatoire. L'une s'est ouverte et communique avec le péritoine.

Les *calices* et le *bassinet* sont remplis de tubercules.

L'uretère droit, gros comme le petit doigt et de calibre égal dans toute son étendue, présente une muqueuse très-épaisse et remplie de tubercules.

Toute la vessie, sauf son trigone, est également couverte de pustules, de godets tuberculeux jaunâtres (absolument semblables aux godets faviques) et encerclés de vaisseaux nombreux formant entre eux un lacis rougeâtre qui teint fortement la paroi vésicale et fait ressortir les tubercules.

Les organes génitaux étaient absolument intacts et sains.

OBSERVATION VII.

**Tuberculisation des organes urinaires chez une enfant,
par M. Foucault, interne des hôpitaux.**

L... (Marie), âgée de 5 ans, entre le 22 février 1870, salle Sainte-Geneviève, n° 8 (service de M. H. Roger, hôpital des Enfants-Malades).

Au dire des parents, elle serait souffrante depuis un an ; elle a beaucoup maigri ; dans ces derniers temps, elle tousse et est sujette à la diarrhée.

Au moment de son entrée, l'enfant a un extérieur cachectique ; une pâleur et un amaigrissement que ne justifient ni l'état du ventre, souple et non développé, ni celui de la poitrine ; là cependant on note des râles muqueux disséminés dans tout l'appareil bronchique, et une sonorité générale faible.

La fièvre est forte le soir, exacerbante ; tandis que la température du matin oscille autour de 38°, le soir elle monte au-dessus de 40°. L'urine n'est pas examinée.

Les phénomènes morbides s'accusent davantage et rapidement.

Le 5 mars. On note que la respiration a pris le timbre tubaire, dans les deux côtés de la poitrine, et surtout aux sommets ; elle s'accompagne de râles sibilants et muqueux. La toux est petite, sèche, fréquente.

Le 8. C'est le ventre qui devient douloureux, avec un peu de tension et un développement des veines superficielles.

Les jours suivants, l'enfant est ordinairement plongée dans

un demi-sommeil, mais il n'y a pas de phénomènes cérébraux accusés. La bronchite augmente, des râles épais, bulleux, un véritable gargouillement remplissent la poitrine, et l'enfant meurt le 20 mars.

AUTOPSIE.— *Poumons* adhérents dans une grande partie de leur étendue ; ils présentent, et cela d'une manière à peu près générale dans tous les lobes, une quantité énorme de granulations grises, réunies en groupes très-rapprochés les uns des autres. Quelques points qui semblent des granulations jaunes, ne sont en réalité que des orifices de bronchioles coupées et pleines de muco-pus. Point de cavernes. Grosses bulles d'emphysème sous-pleural, particulièrement à la surface du lobe supérieur gauche, ainsi que dans le tissu cellulaire du médiastin antérieur. Rien d'appréciable aux ganglions bronchiques.

Le foie, la rate, le péritoine ne contiennent pas de granulations. Il n'en est pas de même des reins et de l'appareil urinaire.

Reins. Gros au moins comme ceux d'un adulte, pesants, sans bosselure, mais de consistance inégale ; il semble en certains points qu'on presse entre les doigts un noyau d'hépatisation, en d'autres un foyer de ramollissement.

A la coupe, il s'écoule un liquide louche, et on trouve une altération tuberculoso-caséeuse des reins, altération dont le siége mérite d'être précisé. Le bassinet, les calices sont dilatés et tapissés, en guise de muqueuse, par une couche inégale, mamelonnée de matière caséeuse jaune, étendue sous forme de membrane continue. Dans la substance tubuleuse du rein, masses caséeuses, de la grosseur d'une aveline à divers degrés de ramollissement, et même une caverne avec liquide louche et détritus jaunâtre. Dans la substance corticale, granulations les unes grises, transparentes, les autres jaunes, répandues aussi à la surface du rein, sous la tunique fibreuse.

Uretères. Ils présentent le même genre d'altérations, la même hypertrophie que les reins, plus accentuées aussi à droite qu'à gauche.

Vessie. La face muqueuse est singulièrement marbrée, le

bas-fond est tapissé de granulations jaunes presque confluentes. De sorte que la même altération, le même aspect se
représentent sur toutes les voies urinifères. Le reste de la
muqueuse vésicale, enflammée, est criblé de petites ulcérations à fond grisâtre, arrondies ou ovalaires, et comme taillées à l'emporte-pièce.

Dans la portion d'urèthre conservée (environ 1 cent. 1/2),
nous avons trouvé deux granulations grises très-nettes.

Les organes *génitaux* n'offraient aucune particularité.

OBSERVATION VIII.

**Fistules urinaires. Tuberculisation des organes génito-urinaires,
par M. Rosapelly, interne des hôpitaux.**

Le nommé J. S..., âgé de 65 ans, entre le 8 juillet 1871 à la
Pitié, salle Saint-Louis, n° 23.

Il est atteint depuis un temps indéterminée de plusieurs
fistules donnant issue à la totalité de l'urine et venant s'ouvrir
l'une à la marge de l'anus, les autres à la surface du périnée
et du scrotum. Les orifices de ces trajets fistuleux sont comme
taillés à l'emporte-pièce, et présentent un calibre un peu
moindre que celui d'une plume à écrire.

L'état d'épuisement du malade empêche d'entreprendre
aucun traitement chirurgical ; le cathétérisme tenté une seule
fois ne permet pas de pénétrer dans la vessie. Après quelques
jours d'inappétence, de diarrhée colliquative, le malade tombe
dans le marasme, et la mort survient avant qu'on ait acquis
des renseignements sur les accidents antérieurs.

AUTOPSIE. — *Reins.* Quelques tubercules crus de la grosseur
d'une lentille ; infiltration générale ; rien aux bassinets ni
aux uretères.

La *vessie* offre les caractères de la cystite chronique. Les
parois ont une épaisseur de 1 centimètre, due surtout à l'hypertrophie de la tunique musculeuse. La muqueuse présente
des points de couleur ardoisée. Dans toute l'étendue de la face
postérieure et du bas-fond, la surface muqueuse est criblée
d'orifices de diamètre variable, arrondis ou allongés transver-

salement, qui communiquent avec des cellules creusées dans
l'épaisseur de la paroi vésicale. Chaque cellule, tapissée par
un prolongement de la muqueuse, forme une ampoule dont le
diamètre est 4 ou 5 fois plus considérable que celui de l'orifice
qui lui correspond. Quelques-uns des orifices présentent, soit
des plis radiés, soit des ulcérations superficielles à leur pourtour. Les plus petits, larges comme une tête d'épingle, sont
creusés à leur sommet d'un petit mamelon ; au-dessous de
cette dimension, on ne peut plus les distinguer d'une granulation altérée au centre. On trouve en effet, entre les orifices
et faisant saillie sous la muqueuse, un certain nombre de granulations grises ou jaunâtres, dont quelques-unes des plus
volumineuses sont creusées au centre en forme de cratère.
L'examen microscopique montre que les granulations sont
tuberculeuses. Enfin, il existe également quelques ulcérations
superficielles, arrondies, de même origine.

Au-dessous du col de la vessie, dans la région prostatique,
on rencontre une cavité du volume d'une grosse noix, anfractueuse, et communiquant largement en avant avec le canal de
l'urèthre. Cette cavité semble au premier abord être la loge
de la prostate ; mais l'examen de sa face supérieure montre, en
arrière du col de la vessie, trois tubercules blanchâtres, un
antérieur et deux latéraux, qui représentent les vestiges atrophiés de la glande. Ces tubercules, lisses à leur surface, du
volume d'un gros pois, circonscrivent une arrière-cavité, sorte
de petit disque, où viennent s'ouvrir symétriquement les
quatre orifices des vésicules séminales et des canaux déférents.

La surface de la cavité est irrégulière, ulcérée, de sorte qu'il
est difficile de voir si l'on a affaire à une dilatation du canal
de l'urèthre on a un foyer évacué.

Immédiatement au-dessous de cette cavité en existe une
seconde, beaucoup plus anfractueuse, tapissée par des parois
ulcérées et qui semblent farcies de granulations tuberculeuses.
Cette seconde cavité est l'origine des trajets fistuleux qui vont
sillonner le périnée dans tous les sens. Enfin, à quelques
centimètres en avant, une petite ulcération superficielle,

allongée dans le sens du canal, existe sur la muqueuse de l'urèthre.

La surface des trajets fistuleux, ainsi que celle de la cavité où ils prennent leur source, présente des taches noires ou ardoisées.

Le testicule droit présente une tumeur arrondie du volume d'une noisette, dont le siége est la queue de l'épididyme et l'aspect celui d'un tubercule en voie de ramollissement. Au-dessus d'elle et le long de l'épididyme, on trouve une petite cavité contenant de la matière caséeuse, ramollie, dont l'évacuation se faisait par une fistule s'ouvrant sur le scrotum, et sans communication avec les fistules urinaires. Le testicule gauche ne présente aucune lésion. L'examen des poumons justifie la nature tuberculeuse de ces diverses lésions. Le sommet droit présente une grande quantité de tubercules miliaires. Le sommet gauche offre une induration diffuse, et à la coupe une coloration ardoisée avec des taches noires, qui sont l'indice d'une pneumonie chronique. Un certain nombre de tubercules sont disséminés au milieu de cette induration.

OBSERVATION IX.

Tuberculose des organes génito-urinaires. Granulations tuberculeuses de la muqueuse vésicale, par M. Voisin, interne des hôpitaux.

Le nommé Germont (Sébastien), âgé de 59 ans, opticien entra, le 19 juillet 1873, à la Charité, salle Saint-Félix, n° 1, (service de M. Pidoux), pour une hémoptysie. Cette homme toussait depuis dix-huit mois à peu près et avait perdu une grande partie de ses forces. Au mois de décembre 1873, il eut une orchite double et quand M. Woillez, au mois de janvier, prit le service de M. Pidoux, ce malade présentait encore son orchite. Trois mois après le début de cette complication, c'est-à-dire vers la fin de mars, cet homme se mit à uriner du sang et du pus. Cet état persista jusqu'à aujourd'hui. La quantité de sang et de pus ne fut jamais considérable ; les urines sont seulement légèrement teintées en rouge et la matière puru-lente ne dépasse pas 3 centimètres de hauteur dans un verre à expériences ordinaire.

Comme.antécédents pathologiques, cet homme a eu une première pneumonie à l'âge de 27 ans, et à 33 ans une seconde. Dans sa jeunesse et son adolescence, il se porta toujours très-bien ; il en fut de même après chaque pneumonie. Il ne peut donner aucun renseignement sur ses parents.

Son hygiène laisse beaucoup à désirer : mauvaise nourriture, veilles prolongées, excès alcooliques fréquents, et, comme conséquence de ces excès, pituite le matin à jeun, rêves effrayants la nuit, et léger tremblement des mains.

10 mai. — *Etat actuel.* — Homme d'une taille moyenne, d'un teint pâle et blafard, mais non jaune paille, et d'une maigreur excessive. La peau est rude au toucher et comme écailleuse. Ce malade n'a de sueurs localisées qu'au devant de la poitrine et au front. Pas d'œdème au-dessus des malléoles.

Sur les deux jambes et les deux cuisses, nous remarquons des varices très-développées qui d'après le malade auraient toujours existé. Sur les membres supérieurs, les veines sont très-apparentes, mais non variqueuses. Sur la face inférieure de la langue, depuis sa base jusqu'à sa pointe, de chaque côté de la ligne médiane et un peu en dehors des racines, nous voyons tous les rameaux de ses veines ranines présenter de petites ampoules, les unes grosses comme une tête d'épingle ordinaire (jamais de stomatorrhagie). Le pharynx et la muqueuse de la joue ne présentent pas de varices semblables. La luette est un peu grosse et œdématiée.

Appétit presque nul. Vomissements tantôt glaireux, tantôt alimentaires presque tous les jours depuis son entrée à l'hôpital. Ces vomissements arrivent deux ou trois heures après le repas et sont provoqués par la toux. La région épigastrique ne présente aucune tumeur. Elle est souple et n'est aucunement distendue. Pas de douleur à la pression ; pas de douleur dans le dos. L'introduction des aliments ne produit aucune sensation pénible. Renvois acides assez fréquents. Le ventre est souple, non ballonné ; cependant constipation ordinaire. L'hypochondre droit est un peu douloureux à la pression. Le foie mesure 12 centimètres. La rate n'est pas grosse non plus.

Douleur à la région lombaire gauche, douleur spontanée et provoquée par la pression. Du côté droit, la douleur est presque nulle. Cette douleur spontanée existe depuis que le malade a eu son orchite. Mais au moment de l'inflammation de ses organes génitaux, ce malade avait des douleurs réflexes très-pénibles dans la cuisse, suivant le trajet du sciatique et du crural. En ce moment elles n'existent plus, cependant elles se font sentir parfois. Les testicules sont gros, durs, et présentent des bosselures au niveau de l'épididyme.

La quantité d'urine rendue dans les 24 heures est variable; tantôt il y a un litre, tantôt 1500 grammes. Au microscope on trouve des globules de sang et de pus et des cellules épithéliales de la vessie, mais jamais il ne nous a été donné de trouver des tubes urinifères. La chaleur et l'acide nitrique donnent un nuage, mais pas de caillots. La quantité de sang est peu considérable; les urines ont une couleur acajou foncé, et le sang est intimement mêlé à l'urine; cependant le malade affirme avoir rendu quelquefois du sang presque pur. La quantité de pus ne dépasse pas trois centimètres en hauteur dans un verre à expériences ordinaire.

Du côté de la poitrine, voici ce que nous trouvons : en avant, sous les clavicules, résistance au doigt et submatité. Craquements humides des deux côtés, et expiration soufflante. Retentissement de la voix. Quelques râles de bronchite dans le reste de l'étendue du poumon.

En arrière, aux deux sommets : matité, surtout à droite. Gargouillement et souffle à droite. A gauche, craquements humides seulement, pas de souffle; crachats purulents peu abondants. Le malade affirme que depuis qu'il rend du pus par les urines il expectore moins. Les sueurs aussi sont moins abondantes. Elles restent localisées au front et au devant de la poitrine. — Pouls à 80. Souffle anémique à la base du cœur au premier temps, se prolongeant dans les vaisseaux du cou.

Rien à noter du côté de l'intelligence et des sens spéciaux.

Traitement : julep diacode; vin de quinquina, 1 degré; bordeaux.

11 mai. Même état du côté des poumons. 600 grammes d'u-
rine rendus en 24 heures; moins de pus et de sang que d'habitude. Hémorrhoïdes fluentes.

Le 13. Le flux hémorrhoïdal persiste. Toujours faiblesse
très-grande. Le malade ne se lève pas. Les urines sont toujours sanglantes et purulentes. Même quantité.

Le 20. Le malade se trouve aujourd'hui plus oppressé.
Il tousse davantage. Mêmes signes stéthoscopiques aux
sommets, mêlés de râles ronflants et sibilants. Ces râles ronflants et sibilants sont répandus dans toute la poitrine et
mêlés de râles sous-crépitants, surtout aux deux bases. Le
pouls est très-faible et très-petit. 104 pulsations. Anorexie
complète. Vomissements presque tous les jours après la toux
malgré les badigeonnages au bromure de potassium. Pas
d'œdème des membres inférieurs. Urines 500 grammes. Ventouses sèches. Julep diacode. Potion cordiale. Bordeaux.
Potage.

Le 22. L'état général va toujours en s'aggravant. Le malade
ne prend plus rien et vomit le peu de tisane ou de potion qu'il
prend. Les urines ne contiennent pas de sang, mais encore un
peu de pus.

Le 23. Mort.

Autopsie faite 36 heures après la mort. — *Poumons.* —
Adhérences anciennes et très-résistantes des deux poumons.
Les deux sommets sont très-indurés. A la coupe, on trouve
une caverne pouvant contenir un œuf de pigeon à droite. A
gauche, petites cavernules. Dans le lobe moyen des deux côtés
on remarque aussi des cavernules. Aux deux bases, congestion assez marquée, avec quelques granulations grises transparentes. Ces granulations s'observent aussi dans les autres
lobes, mais elles sont en très-petit nombre. Les ganglions
bronchiques sont œdémateux et présentent également de fines
granulations tuberculeuses.

Cœur. — Le ventricule gauche est un peu hypertrophié. La
valvule mitrale est épaissie, mais pas d'insuffisance, ni de
rétrécissement. Athérome de l'aorte. Rien aux valvules sigmoïdes. Les varices de la langue ne sont plus apparentes.

L'œsophage coupé dans toute sa longueur ne présente pas de varicosités. La muqueuse de *l'estomac* est très-injectée. Pas d'ulcérations ni de granulations. Le *foie* est gras. Aucune trace de tubercules. La *rate* est un peu grosse et molle. Elle se déchire facilement. Les *reins* ont un volume normal. La substance corticale a une teinte jaunâtre qui tranche sur la substance médullaire qui est assez fortement congestionnée. La décortication ne se fait pas bien. Adhérences partielles de la capsule avec la substance corticale qui se déchire en ces endroits. Pas de tubercules. Rien du côté des uretères et des bassinets.

La *vessie* est revenue sur elle-même. La capacité est considérablement diminuée. Elle renfermerait à peine un gros œuf de poule. Les parois sont très-épaissies. La muqueuse est parsemée de petites granulations grisâtres, les unes transparentes, les autres jaunâtres, reposant sur un fond rosé. Ces granulations ont tout à fait même aspect que les granulations grises, transparentes, tuberculeuses, que nous avons trouvées dans les poumons. Les veines de cette muqueuse sont très-dilatées et très-apparentes, surtout autour de la prostate. Celle-ci est très-volumineuse et a tous ses lobes également développés. Son volume égale celui d'un petit œuf de poule. A l'incision, on trouve un tissu dur, limitant des vacuoles remplies de pus ou de tubercules crétacés. Une de ces vacuoles communiquait avec le canal de l'urèthre. Les deux *testicules* ainsi que les canaux déférents étaient également tuberculeux. Le *cerveau* et la *moelle* n'ont pas été examinés.

OBSERVATION X.

Tuberculisation des organes génito-urinaires,
par M. Chenet, interne des hôpitaux.

Les pièces proviennent d'un malade mort dans le service de M. Désormeaux. C'était un homme de 33 ans, souffrant depuis très-longtemps de troubles des fonctions urinaires, et les accidents qui ont déterminé son entrée à l'hôpital paraissent consécutifs à une chaudepisse, dont la date remonte à plus d'un an. Il se soumit à un traitement très-énergique et l'écoulement disparut; mais, peu de temps après, le testicule droit devint très-volumineux, la peau était rouge et tendue; mais le malade ne souffrait pas, ou du moins il souffrait peu puisqu'il put continuer son service de gardien de la paix. Ce gonflement disparut au bout de quelques jours, mais il resta un niveau d'induration de la grosseur d'une noisette, non douloureux; au bout de quatre ou cinq mois, ce noyau s'abcéda et donna issue à du pus mélangé de sang; l'ouverture de l'abcès se cicatrisa lentement, et il resta une cicatrice déprimée, adhérente à la glande.

Peu de temps après, le malade commença à pisser du sang, et à ressentir de violentes douleurs de reins. Il nie toute espèce d'excès à ce moment; il n'avait jamais rendu de graviers en pissant, et n'avait point d'affection cardiaque. Avant ces derniers accidents, sa santé avait toujours été bonne; mais depuis, son état s'aggrava de jour en jour. D'abord il fut pris d'une bronchite, qui dura assez longtemps et n'arriva pas à résolution complète, puis, la miction, jusque–là facile, devint douloureuse, l'urine contenant tantôt du sang liquide, tantôt de petits caillots, du pus, du mucus. Il s'amaigrit, perdit ses forces, mais n'en continua pas moins son service. Enfin, le 22 décembre 1873, il rendit par l'urèthre une quantité de pus qu'il évalue à deux litres environ. Il entra alors à la Pitié, souffrant beaucoup de la vessie, et obligé à des mictions très-fréquentes, accompagnées d'un ténesme très-pénible.

Tout le temps qu'il passa dans le service de M. Désormeaux l'impossibilité de garder son urine fut le principal symptôme. Il urinait à chaque instant, quelques gouttes seulement à la fois, avec des douleurs atroces; son urine était assez limpide, et ne laissait déposer que du mucus. Dans les selles, on trouvait surtout des matières glaireuses et puriformes; pas de diarrhée, mais du ténesme rectal. Il dit aussi qu'il rendait du sang par l'anus; mais ce fait n'a pu être constaté.

La base de la prostate et sa face postérieure présentent des inégalités; le volume général de la glande n'est pas augmenté, mais les vésicules séminales sont dures, offrent des nodosités et sont douloureuses à la pression. Il existe une induration marquée à l'épididyme du côté droit, au niveau de la cicatrice; quelques inégalités au côté gauche; indolence complète. Digestions de plus en plus pénibles, vomissements aqueux et bilieux; pas de diarrhée. Respiration haletante, entrecoupée, mais aucun signe physique notable du côté des poumons. Jamais d'hémoptysie; point d'expectoration caractéristique de la phthisie, pas de mouvement fébrile régulier. Quelques frissons à plusieurs reprises, traités et calmés par le sulfate de quinine.

Du muguet se déclare vers le 20 mars, avec un peu d'œdème et d'engourdissement de la jambe droite. Mort le 28 mars.

Autopsie le 30 mars. — Les deux poumons présentent des adhérences aux sommets, surtout du côté gauche; le tissu est ramolli en plusieurs points et il existe aux deux sommets des tubercules confluents à divers degrés; mais l'altération ne s'étend pas à tout le poumon, où l'on trouve seulement quelques amas de granulations grises disséminées.

Un peu de liquide louche dans le péritoine, sans fausses membranes et sans adhérences entre les anses intestinales. Foie gras, volumineux. Le foie relevé, on pénètre dans un vaste abcès situé derrière son bord postérieur, et qui s'étend de la région rénale à la fosse iliaque droite; cet abcès semble complètement enkysté; en aucun point l'on ne trouve de surface osseuse dénudée. Le rein droit est englobé dans une masse indurée avec de nombreux foyers renfermant un pus concret.

Il adhère au côlon ascendant qu'on entraîne en même temps que lui; l'anse intestinale fendue, on constate la présence de deux petites ulcérations à bords amincis et décollés, à quatre ou cinq centimètres de la valvule iléo-cæcale. Ce sont les orifices de trajets fistuleux qui établissent une communication entre les foyers périnéphriques et l'intestin. Il n'existe pas d'autres ulcérations sur l'anse intestinale examinée.

Le rein droit contient un grand nombre de foyers caséeux qui ont détruit peu à peu complètement la substance de l'organe ; le tissu graisseux du hile est transformé en une masse lardacée qui englobe l'uretère ; la paroi du bassinet est épaissie et la muqueuse érodée, en communication avec les foyers de la substance rénale. L'uretère a des parois indurées et hypertrophiées ; son calibre est interrompu à quatre centimètres au-dessous du hile et se retrouve à quelques centimètres plus bas jusqu'à la vessie. Le rein gauche est sensiblement augmenté de volume et assez fortement congestionné ; il présente à son extrémité supérieure un noyau grisâtre de la grosseur d'un petit pois, qui paraît aussi de nature tuberculeuse ; uretère gauche normal. Vessie très-petite, revenue sur elle-même, ne contenant pas d'urine. Sa muqueuse présente des marbrures foncées et des inégalités nombreuses, qui sont dues à la destruction des couches superficielles. La surface est presque entièrement érodée, à part le col ; l'orifice de l'uretère droit est ulcéré sur ses bords ; à un centimètre au-dessous de lui se trouve une petite ulcération plus profonde ; les vésicules séminales sont atrophiées ; les canaux déférents hypertrophiés vers leur terminaison et indurés ; les orifices des canaux déférents élargis laissent sourdre du pus ; ils ont disparu dans deux cavernes qui occupent les lobes latéraux de la prostate, et dont la gauche est la plus vaste. Les orifices des glandules prostatiques sont élargis et la paroi de l'urèthre est criblée de trous très-visibles à l'œil nu. La tête de l'épididyme du côté droit contient du pus en petite quantité. A gauche, il n'existe que des noyaux d'induration ; de ce côté, la cavité vaginale est complètement oblitérée, tandis que du côté droit, où a eu lieu une épididymite, il existe seulement des adhérences partielles. Le testicule droit est sensiblement sain. Le gauche présente un grand nombre de petits noyaux blanchâtres, durs, disséminés, qui semblent dûs à une hypertrophie des cloisons normales.

OBSERVATION XI.

Tuberculisation des organes urinaires et des poumons, chez un homme de 63 ans, par M. A. Baréty, interne des hôpitaux.

Le nommé Joncheret (Jean-Louis), charron, âgé de 64 ans, fut apporté à l'Hôtel-Dieu et couché au n° 20 de la salle Saint-Bernard (service de M. Gueneau de Mussy), le 7 avril 1874, à deux heures de l'après-midi. Il était sans connaissance, avait la face violacée, tournée à droite, les membres dans la résolution. On manquait absolument de renseignements sur sa maladie et ses antécédents. Cet homme, qui portait d'ailleurs le cachet d'une misère profonde, mourut deux heures environ après son entrée.

A l'*autopsie*, qui fut faite le 9 avril, à deux heures de l'après-midi, on trouva : 1° les traces d'une *méningite chronique et un noyau du volume d'un gros pois couleur vert pomme dans le corps strié du côté droit*; 2° une pleurésie ancienne avec épaississement énorme de la plèvre à droite, une pleurésie sèche récente à gauche, des granulations grises demi-transparentes, avec un point central opaque dans les poumons et surtout dans les lobes supérieurs ; œdème du poumon gauche ; 3° une altération profonde des valvules mitrale et aortique ; 4° une hypertrophie de la couche musculaire de l'œsophage, des taches noires rougeâtres à la surface de la muqueuse stomacale. Rien dans le reste de l'intestin. Foie normal. Rate un peu hypertrophiée : 5° La *dégénérescence tuberculeuse des organes urinaires* : capsules surrénales, rein droit (atrophie du rein gauche), uretères, vessie, vésicules séminales, prostate. Rien dans l'urèthre et les testicules.

Dimensions de ces divers organes : *Prostate*, diamètre transversal, 4 centim. 1/2, diamètre vertical, 3 centimètres. *Vésicules séminales* : elles paraissent avoir leurs dimensions normales. *Uretères* . l'uretère droit, au niveau des plaques dures saillantes, mesure 1 centim. de diamètre. L'uretère gauche présente un diamètre de 8 millimètres dans ses deux tiers inférieurs ; dans son tiers supérieur, il est réduit à un cordon fibreux mince. *Reins* : le rein droit est long de 11 cent., large de 7 centim. Le rein gauche atrophié est long de 3 cent. 1/2, large de 2 cent. 1/2. *Capsules surrénales* : la droite a une longueur de 5 centim. et une largeur ou hauteur de 2 cent. 1/2 ; la gauche mesure 6 cent. de long et 3 cent. 1/2 de large.

CARACTÈRES MORPHOLOGIQUES. — Les *capsules surrénales* sont transformées en matière caséiforme jaune, consistante, déposées par masses rapprochées, à contours irréguliers. Dans la capsule surrénale droite, on retrouve une petite portion de substance normale. Le *rein* gauche, atrophié, est réduit à une petite masse aplatie de tissu rougeâtre, ayant la consistance et l'aspect de tissu fibreux. La veine et l'artère correspondante sont atrophiées. Le *rein* droit, augmenté de volume, présente un épaississement notable de la paroi de la moitié des calices. Cet épaississement mesure deux à trois millimètres ; sa consistance est lardacée. La surface interne et une partie de l'épaisseur de cette paroi dégénérée sont parsemées de grains jaunâtres, les uns consistants, les autres friables.

L'*uretère* droit présente sur sa longueur trois renflements durs ; ce sont des plaques épaisses, arrondies, aplaties, du volume d'un haricot de moyenne grosseur ; ces plaques, ou nodosités plates, sont exulcérées du côté de la cavité de l'uretère et présentent à leur centre, de ce côté, un point foncé de l'étendue d'une lentille, ressemblant à une eschare. Tout le long de la surface interne de l'uretère, on remarque encore de nombreuses ulcérations qui ressemblent aux ulcérations tuberculeuses de l'intestin ou de la trachée. Elles sont rondes ou ovalaires, généralement pâles, entourées d'un petit bourrelet. Ces ulcérations ont un diamètre de 2 millimètres à 1 centimètre ; elles sont d'autant plus larges et plus rapprochées qu'on arrive plus près de l'extrémité inférieure de ce conduit. L'orifice inférieur ou vésical est libre, perméable. L'uretère gauche est totalement atrophié et réduit à une sorte de filament fibreux dans son tiers supérieur; dans le reste de son étendue, il a le diamètre d'un crayon ; à ce niveau, il est dur, et, après incision de la paroi, il s'en écoule une matière blanchâtre, caséiforme, demi-fluide.

La *vessie* contenait une petite quantité de liquide louche, blanc jaunâtre. La surface interne est inégale, mamelonnée ; elle présente de nombreuses saillies peu développées et des cloisons peu étendues, irrégulières en grand nombre. Le trigone vésical est particulièrement recouvert d'une grande quantité de granulations qui ressemblent à celles des poumons. Ce sont de petits grains saillants, d'un gris transparent et présentant au centre un petit point opaque jaunâtre.

Les *vésicules séminales*, de volume normal, sont remplies d'un liquide puriforme, non filant, que l'on fait sourdre par les côtés du vérumontanum, en pressant sur elles. A côté d'elles, on trouve un kyste sanguin du volume d'une grosse noisette.

La *prostate* est parsemée de nombreux grains jaunâtres.

On ne trouve aucune lésion apparente dans l'urèthre et les testicules.

OBSERVATION XII.

Tuberculisation génito-urinaire, par M. Moutard-Martin, interne
des hôpitaux.

Jules Carré, 38 ans, imprimeur, entre, le 24 octobre 1874, dans le service de M. Lecorché (hôpital Saint-Antoine).

Il y a neuf mois, ce malade a commencé à ressentir des malaises, des courbatures, avec quelques sueurs nocturnes. Il perdait insensiblement ses forces. Cet état de choses a duré trois mois, pendant lesquels il a été obligé d'interrompre son travail. Son métier d'imprimeur en papiers peints devenait trop fatigant.

Il y a six mois, son état etait tellement aggravé qu'il a été contraint de prendre le lit. A la même époque, il a remarqué en urinant la sortie de quelques gouttes de sang presque pur. Depuis ce moment, il s'est aperçu que ses urines étaient très-troubles, d'un blanc laiteux, suivant la comparaison qu'il en fait lui-même. Pas de douleur pendant la miction ; pas de douleur lombaire ni de parésie de la vessie. La quantité des urines rendues n'est pas plus considérable. Pendant les dernières semaines qui ont précédé son entrée à l'hôpital, un mieux sensible s'est fait sentir dans son état ; il a pu reprendre un peu son travail ; mais quelques jours avant son admission, 24 octobre, il reprenait le lit.

Pas de douleurs lombaires, même provoquées. Il accuse une sensation de brûlure très-violente pendant la miction le long du canal de l'urèthre et au périnée.

Ce malade est pâle, considérablement amaigri et sans force aucune. Il urine difficilement (par suite de la douleur) environ 2 litres par jour, d'un liquide trouble qui laisse déposer une grande quantité de pus. Cette quantité d'urine est rendue par quinze mictions environ. Dans l'intervalle des mictions, il se fait par le méat, et goutte à goutte, un écoulement d'un liquide blanchâtre, grumeleux, très-trouble et visqueux, laissant des taches sur le linge.

Depuis quinze jours, il est pris d'une toux fréquente suivie d'expectoration assez abondante ; les crachats sont purulents, adhérents au fond du vase. L'auscultation révèle des craquements auprès de la colonne vertébrale, au tiers supérieur des deux poumons. Les sommets et les bases ne fournissent pas de signes de tuberculose. Le toucher rectal montre que la prostate est augmentée de volume et douloureuse.

26 octobre. Mêmes douleurs. Les urines sont toujours aussi troubles. Le toucher rectal révèle une prostate volumineuse, trèc-douloureuse à la pression ; le lobe gauche surtout est volumineux et plus douloureux.

Examen des urines au microscope. — Globules de pus en grande quantité ; quelques cellules d'épithélium vésical ; quelques rares cristaux d'urate d'ammoniaque.

Examen aux réactifs. — Essayée avec le papier de tournesol, l'urine ne donne lieu à aucune réaction. Mais lorsqu'on a déjà ramené au rouge le papier par un acide, l'urine le ramène légèrement au bleu. Elle est donc faiblement acide.

Le 29. Le malade se plaint de douleurs plus violentes ; le dépôt au fond des vases est en plus grande abondance. Dans un bocal, une quantité d'urine de 2 litres environ, rendue dans les vingt-quatre heures, dépose à peu près un quart de la hauteur du liquide ; l'urine est louche dans les trois quarts supérieurs. Le malade se plaint aussi d'insomnie et de fièvre. T., 39°,8 le soir.

1er novembre. La fièvre est plus intense. T., 41°, ainsi que le soir suivant, avec une rémission de 2°,4 le matin. Au toucher rectal, la prostate est toujours volumineuse et très-douloureuse.

Le 3. L'urine est beaucoup plus trouble et plus épaisse ; il y a un dépôt beaucoup plus abondant, qui remonte environ jusqu'au quart supérieur du liquide. Cette quantité plus considérable de pus rendu est accompagnée d'une rémission dans la fièvre (39°,2 le soir). En même temps, au toucher rectal, la prostate est beaucoup moins douloureuse et sensiblement diminuée de volume.

Le 5. Le malade tousse toujours. Les crachats sont moins abondants, mais plus nettement purulents. A la percussion, on limite sur le bord interne de l'omoplate droite, à sa partie moyenne et le long de la colonne vertébrale, un noyau d'induration assez restreint. A l'auscultation, on perçoit au même niveau une bouffee de râles crépitants avec quelques craquements.

Le malade se plaint de douleurs au sacrum, qui est, en effet, rouge et douloureux à la pression.

Le 10. L'amaigrissement est de plus en plus rapide. Le malade dépérit à vue d'œil. Le dépôt des urines est plus abondant que jamais : c'est à peine s'il reste de l'urine claire sur une hauteur de quelques centimètres. — Mort le 12 novembre.

Autopsie. — *Cavité thoracique*. Pas d'épanchement dans la plèvre ; adhérences au niveau du sommet gauche ; poumons emphysémateux, mous, décolorés, non élastiques ; à la racine du poumon droit et en arrière, au niveau de la gouttière vertébrale, on trouve un point induré de 4 centimètres environ. Avant la coupe, la plèvre laisse apercevoir des points granuleux miliaires, blanchâtres, qui se détachent sur le parenchyme congestionné et fortement teinté en rouge à ce niveau ; à la coupe, même aspect ; les grains s'énucléent par la déchirure. Il en est de même sur un point moins étendu du poumon gauche, presque au même niveau.

Dans le reste des deux poumons, on trouve des noyaux scléreux du volume d'une noisette, très-nombreux, séparés par des languettes de tissu pulmonaire affaissé, non crépitant. En quelques points, les bronches (surtout les petites bronches) sont dilatées, épaisses et indurées. Le volume des ganglions médiastinaux est normal, la plupart sont altérés et présentent aussi des points caséeux non ramollis. Cœur sain, pas d'épanchement dans le péricarde. Cavité abdominale, foie, rate, intestins absolument sains.

Appareil génito-urinaire. — A droite, le rein est hypertrophié ; il pèse 230 grammes avec sa coque fibreuse et 205 lorsqu'il en est dépouillé ; son parenchyme est sain, la substance corticale légèrement décolorée et toutefois quelque peu jaunâtre. Les calices, les coussinets, l'uretère de ce côté n'offrent aucune trace de lésion tuberculeuse : tout au plus la muqueuse est-elle un peu épaissie.

A gauche, le rein, beaucoup plus volumineux qu'à droite, pèse 380 grammes avant d'avoir été débarrassé de sa tunique fibreuse et 290 grammes après ; il mesure 13 centimètres de hauteur et 8 de largeur. Énucléé de sa tunique fibreuse, qui atteint parfois une grande épaisseur (surtout au niveau de son extrémité supérieure, où elle mesure jusqu'à 4 millimètres, de même qu'au hile, au voisinage de l'uretère), ce rein offre un aspect légèrement mamelonné, et l'on distingue à la surface du parenchyme, ainsi mis à nu, de petits noyaux tuberculeux dont le volume varie de celui d'un grain de mil à celui d'un pois ; les uns sont de niveau avec le parenchyme, tandis que les autres font une saillie plus ou moins considérable. En palpant le rein, on sent qu'il existe à l'intérieur une cavité anormale, car le doigt déprime la couche corticale et perçoit la sensation d'un abcès dont le contenu a été évacué.

Au moyen d'une coupe pratiquée sur le bord interne de ce rein et, passant par le hile, on voit que la substance médullaire a complètement disparu, sauf au niveau d'une papille de la partie moyenne que la coupe divise en deux parties. A la

Guébhard.   5 place occupée normalement par la substance tubuleuse, on trouve une vaste excavation située au centre du rein et dans laquelle s'abouche l'uretère : elle remplace les bassinets et se continue avec le calice ; elle est divisée en trois loges secondaires, une supérieure, une autre moyenne, une troisième inférieure (qui répondent à chaque groupe de papilles), subdivisées chacune en plusieurs logettes diverticulaires du volume d'une noisette plus ou moins grosse, qui toutes sont d'une forme généralement arrondie ; leur surface est inégale, tapissée d'une couche d'un blanc verdâtre, plus ou moins rugueuse. Le fond de la loge supérieure est formé par une couche très-amincie de la substance corticale. C'est à ce niveau que la capsule était particulièrement amincie. Dans un des diverticules de la cavité inférieure, on rencontre des exubérances volumineuses. La substance corticale, très-amincie en différents points, montre à la coupe et dans son épaisseur des tubercules disséminés et de volume variable.

La couche de revêtement qui tapisse la grande cavité centrale est d'un blanc grisâtre ou verdâtre, épaisse, résistante à la coupe ; elle se continue sans aucune ligne de démarcation avec le bassinet ; celui-ci est revêtu d'une couche semblable et offre par suite un épaississement considérable.

L'uretère est, dans son ensemble, beaucoup augmenté de volume ; sa couche fibreuse offre une épaisseur égale à celle de sa couche muqueuse fortement épaissie et altérée comme celle du bassinet. Les lésions s'étendent sans discontinuité du bassinet à la vessie.

Vessie sans colonnes, de volume normal. Léger épaississement de la paroi, qui offre également des altérations tuberculeuses ; celles-ci revêtent un aspect particulier : elles se présentent sous la forme de plaques nombreuses, dont le volume varie depuis celui d'une pièce de 2 francs jusqu'à celui d'une pièce de 50 centimes, les unes isolées, les autres réunies par leurs bords ; certaines font saillie au-dessus des parties voisines de la muqueuse saine ; d'autres sont, au contraire, légèrement déprimées ; toutes ont une teinte d'un brun noirâtre sur leurs bords. A la face postérieure de la vessie, on aperçoit un orifice inégal, anfractueux, qui admet le petit doigt; introduit à ce niveau, il pénètre dans une cavité diverticulaire rétro-vésicale, déchiquetée, inégale, anfractueuse, dont la paroi postérieure a été sectionnée en enlevant les viscères abdominaux. Cette cavité a le volume d'un œuf et semble formée par l'extension aux parties voisines de la vessie de l'altération tuberculeuse après perforation de la vessie par suite du développement d'un noyau tuberculeux dans l'épaisseur de sa paroi. Le rectum n'offrait aucune connexion avec cette cavité secondaire; il est sain dans toute son étendue. — *Prostate* de volume normal, mais réduite à une coque et complètement vidée; chaque lobe est remplacé par une cavité; toutes deux s'ouvrent par une perforation unique dans l'urèthre, au niveau du vérumontanum. Le reste de l'urèthre, les canaux déférents, l'épididyme et les testicules n'offrent aucune altération. — Rien au cerveau.

OBSERVATION XIII.

Tuberculisation des organes génito-urinaires, par M. Cuffer, interne des hôpitaux.

X..., âgé de 65 ans, entré il y a quatre mois à l'hôpital de la Charité, salle Sainte-Vierge, n. 2, service de M. Gosselin, se plaignait depuis un an environ de douleurs sourdes dans les deux testicules. Ces douleurs ne l'avaient jamais gêné au point d'interrompre son travail, lorsque, il y a quatre mois, il commença à éprouver de la difficulté pour uriner et pour aller à la selle. Les besoins d'uriner devinrent assez fréquents et s'accompagnèrent, par moment, de dysurie. Pas d'hématurie, pas de pus dans les urines, pas d'écoulement par le canal de l'urèthre, en dehors de la miction. La défécation s'accompagna aussi de douleurs, parfois assez vives.

Dès son entrée à l'hôpital, on constata une tuméfaction notable des deux testicules. Le gonflement intéressait principalement l'épididyme. On reconnut aussi par le toucher rectal que la prostate et les vésicules séminales étaient volumineuses et bosselées.

Au début, la pression exercée sur ces divers organes était peu douloureuse. Mais peu à peu les douleurs devinrent plus vives, surtout à la pression ; les bosselures dont nous venons de parler, principalement celles de la prostate et des vésicules séminales, se ramollirent en certains points ; celles des tumeurs testiculaires conservèrent un peu plus longtemps leur consistance initiale ; mais il y a deux mois le ramollissement de ces dernières devint manifeste. Il n'y eut pas d'épanchement dans la tunique vaginale. Les enveloppes du scrotum restèrent intactes jusqu'à la fin.

Le début de l'affection par l'épididyme, son extension aux vésicules séminales et à la prostate, les troubles de la miction et de la défécation, l'apparition de tumeurs bosselées, dures au début et se ramollissant progressivement, l'absence d'hydrocèle vaginale, permirent de diagnostiquer sûrement une tuberculisation généralisée des organes génitaux.

L'examen du poumon ne fit constater, dès le début, aucune altération de nature tuberculeuse. Mais le malade ayant eu depuis quatre ans plusieurs pleurésies, présentant aux deux sommets quelques frottements pleuraux et des signes d'emphysème des deux poumons, on pouvait admettre que la tuberculose des organes génitaux n'avait été que secondaire. Cependant, ainsi que l'autopsie l'a montré, les granulations tuberculeuses trouvées dans les poumons étaient de date beaucoup plus récente : elles se sont évidemment développées consécutivement à la tuberculose des organes génitaux.

Pendant son séjour à l'hôpital, le malade perdit ses forces, sa santé s'altéra progressivement, il fut pris de sueurs nocturnes très-abondantes, d'accès de fièvre tous les soirs ; l'amaigrissement se prononça de plus en plus ; enfin quinze jours avant la mort, qui arriva le 14 novembre, il présenta des signes de tuberculose pulmonaire.

A l'*autopsie* on trouva les deux poumons emphysémateux, farcis de granulations grises demi-transparentes ; mais en aucun point il n'y avait de trace de tuberculose ancienne. Les plèvres présentaient de nombreuses adhérences, principalement aux deux sommets. L'intestin était parfaitement sain.

Mais l'examen des organes génito-urinaires fit découvrir des lésions intéressantes, dont les unes, celles des organes génitaux, avaient été diagnostiquées pendant la vie, dont les autres, celles des voies urinaires, avaient passé inaperçues.

Les deux testicules sont déformés, comprimés par les masses caséeuses des épididymes. Ils présentent de nombreuses granulations tuberculeuses, très-volumineuses et disposées le long des cloisons du testicule. Une partie du testicule est saine. Les deux épididymes sont entièrement remplis de masses caséeuses, séparées les unes des autres, ramollies en certains points ; on remarque en outre une caverne en voie de formation au niveau de la tête.

La prostate et les vésicules séminales sont converties en une bouillie de matière tuberculeuse ramollie. Les enveloppes de ces organes sont saines extérieurement, mais elles sont très-épaissies. Les reins, les uretères, la muqueuse uréthrale ne présentent aucune altération.

La *muqueuse de la vessie* présente au contraire des lésions très-intéressantes. On trouve au *bas-fond* de la vessie *cinq* ulcérations, dont une de la grandeur d'une pièce de vingt centimes, arrondies, saillantes, taillées à pic, à base indurée. Le fond est granuleux, grisâtre, la périphérie est rouge et contient de nombreux vaisseaux parfaitement visibles. Le *sommet* de la vessie présente également *quatre* ulcérations, plus larges que les précédents, et offrant le même aspect. On en voit *trois* sur la face postérieure.

L'*examen histologique* fait par M. Cadiat a montré que les lésions vésicales sont de nature tuberculeue. On voit en effet au niveau des ulcérations des quantités considérables de noyaux agglomérés en certains points, et présentant l'aspect des ulcérations tuberculeuses en général.

OBSERVATION XIV.

**Cystite chronique à forme névralgique avec tubercules des reins,
par M. Saint-Ange, interne des hôpitaux.**

Ph. J..., âgée de 28 ans, femme de chambre, est entrée à la Maison municipale de santé, au mois de février 1875. Cette malade a joui jusqu'à ce jour d'une bonne santé : elle est très-impressionnable et on retrouve chez plusieurs membres de sa famille les attributs d'un tempérament nerveux des plus prononcés ; son père se livre à des excès alcooliques. — Son mari est mort phthisique après cinq mois de mariage.

Au mois de novembre 1874, la malade à la suite d'un refroidissement, a été prise de douleurs hypogastriques assez vives, avec envies fréquentes d'uriner ; la miction était pénible et les les urines présentaient un dépôt muqueux abondant sans trace de pus. Les phénomènes qu'accusait alors la malade offraient déjà ce caractère névralgique qui devait s'affirmer de plus en plus, si bien que, en raison de l'état de santé et de l'aspect extérieur de la malade on fut tenté d'y voir des manifestations hystériques. Les règles se supprimèrent dès le début de l'affection.

La malade ayant été examinée à son entrée dans le service, alors dirigé par M. Demarquay, on constate, outre les symptômes de cystite que nous venons d'énumérer une diminution considérable du volume de l'utérus, avec déviation à gauche de l'organe.

Le traitement qui fut institué consista en injections de solution d'acide phénique, de silicate de potasse, de nitrate d'argent. La térébenthine, les balsamiques, l'eau de Vichy furent administrés à l'intérieur. La violence des douleurs nécessita l'usage de la médication narcotique sous toutes ses formes, sans grand résultat d'ailleurs.

La dilatation forcée de l'urèthre fut même pratiquée dans l'espoir qu'elle amènerait une modification analogue à celle que provoque la dilatation de l'anus dans les fissures névralgiques de cet orifice.

La marche de la maladie ne fut pas enrayée : le caractère spécial qu'elle avait affecté dès le début, s'accentue de plus en plus et l'on put voir alors de véritables crises douloureuses apparaissant à chaque miction, c'est-à-dire toutes les dix minutes environ. La malade, pendant ces crises, qui ne lui laissaient aucun repos, se couchait sur son lit en poussant des cris déchirants, et une petite quantité d'urine était expulsée avec force. En même temps le rectum était le siége d'un ténesme extrêmement pénible; il semblait à la malade que « le fondement allait tomber ». La constipation était d'ailleurs l'état habituel. — Les urines présentèrent peu à peu un aspect purulent qui vers la fin était des plus accusés.

Sous l'influence de cette continuité des douleurs la malade perdit ses forces et son embonpoint. Elle arrive par degrés à un état d'émaciation extrême. Son appétit disparut, le moindre mouvement lui devint impossible. Elle restait constamment accroupie sur son lit, les jambes collées contre le corps; toute tentation d'extensive était douloureuse.

L'attention ayant été appelée sur l'état de l'appareil respiratoire par une dyspnée assez accusée et quelques accès de toux sans expectoration d'ailleurs, on put reconnaître une diminution très-étendue de la sonorité à la percussion, des râles souscrépitants généralisés, enfin des signes non équivoques d'excavation pulmonaire dans les deux sommets. La marche des lésions avait été assez rapide et assez peu bruyantes pour qu'elles eussent passé inaperçues à leur début.

La malade était déjà arrivée à un degré très-avancé de cachexie lorsque M. Marc Sée prit le service en janvier 1876. Tout faisait prévoir une terminaison prochaine. — Des douleurs assez vives dans la région lombaire firent dans les derniers temps songer à la possibilité de l'extension de la maladie aux reins eux-mêmes. Enfin la mort survint le 30 janvier, précédée pendant deux ou trois jours par l'apaisement des douleurs, un état de somnolence et de l'incontinence d'urine.

Autopsie. — Nous avons constaté : une rétraction considérable de la vessie qui a le volume d'une noix, et dont les parois sont hypertrophiées; sa surface est inégale, ardoisée; peut-être y trouve-t-on des granulations tuberculeuses : ce point, toutefois, est contestable. Pas de cellules. L'urèthre est absolument sain.

Les reins présentent des altérations remarquables. Dans le rein gauche, à sa partie supérieure, il existe une excavation en communication avec le bassinet, du volume d'une noisette tapissée de matière tuberculeuse, et remplie d'une substance d'aspect purulent provenant du ramollissement des parties centrales du dépôt caséeux. Dans le rein droit, il existe trois noyaux d'égal volume, de matière tuberculeuse solide qui auraient évidemment subi une évolution semblable.

L'utérus est extrêmement réduit de volume. Le rectum est distendu, sa muqueuse n'offre pas d'altérations appréciables.

Les poumons sont infiltrés dans toute leur étendue de tubercules à divers degrés de développement : granulations, tubercules crus, ou ayant subi par points le ramollissement, enfin deux cavernes du volume d'une noix dans chacun des sommets. Les autres viscères paraissent exempts d'altération.

En résumé, cystite chronique avec tubercules des reins et des poumons, telles sont les lésions observées. Mais l'intérêt de cette observation réside surtout dans les phénomènes cliniques. Il est en effet curieux de voir les lésions communes de l'inflammation de la vessie donner lieu à des phénomènes douloureux assez intenses pour dominer complètement la scène et faire croire à une névralgie véritable des viscères du petit bassin, à une *pelvialgie*, pour employer une expression proposée pour le cas que nous rapportons. Nous ne savons si le nervosisme manifeste du sujet pourrait suffire à rendre compte de cette forme névralgique de la cystite chronique.

OBSERVATION XV.

Tuberculose des voies urinaires,
par M. Doléris, interne provisoire.

J. R..., 26 ans, garçon de pharmacie, entre le 29 janvier, dans le service de M. Bouchard, à Bicêtre.

Sa mère est morte à la suite d'une affection chronique des organes thoraciques. Pas de syphilis ni de rhumatisme dans ses antécédents. Fluxion de poitrine à droite, il y a deux ans. Le malade tousse depuis cette époque ; mais principalement depuis six mois exacerbation de la toux, amaigrissement considérable, sueurs nocturnes, léger mouvement fébrile le soir.

A son entrée, on constate les symptômes d'une infiltration granuleuse des poumons, et l'existence d'une cavité dans le sommet droit. La température est très–élevée, 39°,2. Le pouls petit et rapide. Le facies présente l'aspect typhoïde.

Les lésions pulmonaires ont fait de rapides progrès dans l'espace de quatorze jours, pendant lesquels le malade a séjourné dans le service; la température s'est maintenue très-élevée, et nous avons vu les phénomènes généraux s'accroître progressivement jusqu'à la mort, à tel point que la maigreur est arrivée à un degré extrême et que l'aspect typhoïde était devenu des plus caractéristiques.

Au milieu de cet ensemble de phénomènes qui paraissent sous la dépendance d'une granulie à marche rapide, quelques détails symptomatiques ont presque passé inaperçus. L'examen microscopique nous ayant fait découvrir des désordres organiques que nous n'aurions pu que soupçonner, nous avons dû relever les indices qui auraient pu les déceler pendant la vie et qui sont consignés dans l'observation journanalière de la maladie.

1° A son entrée, le jeune homme ne présentait aucun trouble du côté des voies urinaires. L'urine, en quantité normale, ne contenait pas d'albumine.

2° Quelques jours après, il se plaignait de douleurs vives dans l'abdomen et notamment dans les régions des hypochondres. Cette douleur pourrait être mise sur le compte d'une entérite tuberculeuse ou d'une poussée de même nature dans le péritoine, ce que d'ailleurs l'autopsie a démontré partiellement.

3° Jamais le malade ne s'est plaint d'hématurie ou d'hémorrhagie d'aucune sorte; il n'avait jamais eu la moindre hémoptysie.

4° Enfin, en examinant ses urines trois à quatre jours avant sa mort, nous fûmes surpris de leur couleur foncée, sans penser cependant qu'elles pussent contenir du sang; effectivement cette couleur paraissait plutôt due à l'énorme quantité de sédiments uratiques renfermés dans la proportion très-faible d'urine que le malade excrétait. C'était là un phénomène ultime, autorisé en quelque sorte par la rapidité de désassimilation et l'élévation considérable de la température. C'est ainsi que pourrait aussi s'interpréter le délire violent qui marqua les derniers jorrs de la maladie.

L'autopsie, pratiqué le 15 février, nous fit découvrir en dehors des lésions prévues : granulations dans tout le parenchyme pulmonaire, cavité dans le sommet droit, adhérences pleurales, etc., des altérations graves dans les voies urinaires (reins, uretères, prostate et vessie).

Le rein gauche est peu atteint, on n'y trouve que quelques granulations épaisses dans le parenchyme ; l'uretère, de ce côté, de calibre normal, s'ouvre librement dans la vessie.

Le rein droit, volumineux, présente dans son tiers supérieur un semis abondant de granulations à diverses périodes d'évolution, quelques-unes sont ramollies, et il existe en outre de petites cavités de volume variable, d'un grain de mil à un grain de chenevis, dans le reste de l'organe.

Les deux cavités les plus importantes sont constituées par une sorte de poche vide, à parois épaisses, tomenteuses, tapissée d'une couche de matière caséeuse, épaisse, jaunâtre, qui occupe la partie moyenne du rein, plus rapprochée cependant de l'extrémité supérieure. Cette poche, qui paraît double au premier abord, est cependant unique, en ce qu'il existe un point rétréci par où les deux cavités communiquent. Elle est distincte du bassinet.

Le bassinet et la surface des calices sont tapissés par une muqueuse épaissie, d'aspect grenu, recouverte à la surface de matière caséeuse demi-liquide. Les cônes des pyramides sont déchiquetés, déformés et en partie détruits, de telle sorte que la cavité du bassinet est irrégulière et anfractueuse, remplie de liquide jaunâtre. L'uretère du même côté présente les mêmes lésions : épaississement énorme des parois devenues comme fibroïdes. Cavité distendue et remplie de matière tuberculeuse ramollie, muqueuse boursoufflée, grenue et très-indurée. Au niveau de son embouchure dans la vessie existe une ulcération petite, irrégulière, taillée à pic, à surface chagrinée de couleur jaunâtre, qui borde le pourtour de l'orifice et est très-apparent sur la muqueuse vésicale ; celle-ci présente en outre au pourtour du col trois plaques ulcérées séparées par des portions de muqueuse pâle et saine en apparence.

Deux de ces ulcérations, plus rapprochées du col, et situées sur la paroi inférieure, ont une surface comme une pièce de 1 franc, à bords déchiquetés, à pic, dessinés par un liséré rouge vif ; le fond est profond de 1[2 millim. environ, grenu et de coloration jaunâtre, recouverte d'une mince couche de matière tuberculeuse. Ces points ulcérés se prolongent dans l'orifice du col et la cavité du canal, à 1 centimètre environ.

La troisième ulcération, plus petite, répond à la base du trigone, elle est en tout semblable aux deux premières, et présente une surface de 1 centimètre de diamètre environ, tandis que les points ulcérés voisins du col de la vessie sont continus d'une part avec l'embouchure de l'uretère droit, d'autre part avec le canal uréthral, le troisième est isolé des premiers. Le reste de la muqueuse n'offre point d'altérations visibles à l'œil nu, sauf quelques tubercules miliaires disséminés à la surface, dont deux ou trois seulement sont ulcérés.

La prostate est infiltrée de granulations non encore ramollies. Testicules petits, mais sains. Les lésions restent bornées aux voies urinaires et paraissent être la conséquence les unes des autres. L'infiltration tuberculeuse semble s'être faite, par transport direct, du rein dans l'urèthre, et de celui-ci dans la vessie. Il y a en effet continuité des lésions de ces divers organes, sauf toutefois pour ce qui est des tubercules isolés de la muqueuse vésicale.

OBSERVATION XVI.

Altération probablement tuberculeuse des reins, dans le cours
de la tuberculose pulmonaire, par M. Levrat, interne des hôpitaux.

Marguerite M..., 69 ans, entre à la Maison de santé (service de M. Labbé), avec des signes non douteux de tuberculose avancée au sommet gauche, gargouillement et souffle amphorique, à droite seulement de la respiration rude, crachats caractéristiques. Les urines sont examinées à plusieurs reprises : elles ne contiennent ni albumine, ni sucre. Elles laissent déposer une couche blanchâtre très-peu considérable et qui n'a pas été examinée au microspoque. La malade meurt au bout de 4 jours.

AUTOPSIE. — On trouve au sommet du poumon gauche une caverne presque du volume du poing, dans laquel.e s'ouvrent des bronches de près de 1 centimètre de diamètre. La paroi de la caverne, très-mince, est infiltrée de tubercules ; on rencontre également de l'infiltration tuberculeuse en différents points des deux poumons.

L'endocarde, la valvule mitrale, les valvules sigmoïdes, ainsi que l'aorte, présentent quelques plaques athéromateuses.

Le foie et la rate sont un peu ramollis, mais ne présentent rien de remarquable. Les reins sont petits, mamelonnés ; le rein gauche adhère fortement à la capsule surrénale. A la coupe des reins, on trouve plusieurs petites cavités, qui paraissent dues au ramollissement de tubercules, et contiennent une matière épaisse et caséeuse. Pas de traces de calculs.

La vessie contient de l'urine blanchâtre ; à droite du trigone, deux ulcérations voisines l'une de l'autre, à fond grisâtre. Les uretères sont libres ; l'uretère droit présente quelques petits kystes de la grosseur d'un grain de millet.

Les reins, les uretères et la vessie sont mis dans un mélange d'eau et d'alcool. Au bout de trois jours d'immersion, les dépôts caséeux situés dans les cavités du rein ont disparu, laissant une paroi dont la coloration ne tranche nullement sur le tissu voisin et semblable à des calices dilatés.

OBSERVATION XVII.

Tuberculose généralisée. Tubercules des voies urinaires,
par M. Poisson, interne des hôpitaux.

Cette femme entre dans le service avec les symptômes d'une cystite intense dont il est assez difficile de préciser la nature. Toutefois depuis un an elle a ressenti, à différentes reprises, des douleurs très-vives dans la région lombaire droite et a rendu quelques graviers ; c'est à partir de cette époque que la miction est devenue plus fréquente, douloureuse, et que l'urine s'est altérée.

La vessie est explorée, mais on n'y trouve aucun gravier ni rien d'anormal : on pratique des injections émollientes.

Peu de jours après son entrée à l'hôpital, la malade est prise d'érysipèle à la face, érysipèle intense qui gagne le cuir chevelu et ne s'arrête qu'au bout de 10 ou 12 jours.

A la suite de cet érysipèle la malade ne se rétablit pas franchement ; elle est prise d'oppression, de toux, expectore des crachats abondants. L'auscultation révèle dans la hauteur des deux poumons des râles sous-crépitants fins et abondants. En même temps le ventre se météorise considérablement et devient douloureux ; il survient un peu de diarrhée, des sueurs nocturnes, un amaigrissement rapide ; chaque soir la malade est prise d'un accès de fièvre qui ne cesse qu'au matin. L'ensemble de ces symptômes fait penser à une tuberculisation aiguë généralisée.

Les choses étaient dans cet état depuis environ trois semaines, quand le mercredi 9 mars la malade meurt subitement. La religieuse du service l'avait visitée dans le cabinet qu'elle occupait dix minutes auparavant ; quand elle revint, la malade était morte.

AUTOPSIE. — Les poumons sont farcis de tubercules, les uns miliaires, les autres à l'état caséeux ; nulle part il n'existe de cavernes. Les poumons sont refoulés par le météorisme abdominal, et la cavité thoracique se trouve singulièrement diminuée.

Dans le péricarde, nous trouvons un verre environ de sérosité sans trace d'inflammation ; enfin le cœur est graisseux. Ou s'explique dans ces conditions la mort subite par syncope.

Le péritoine est littéralement couvert de granulations miliaires, abondantes surtout au niveau du mésocôlon et des culs-de-sac recto et vésico-utérin. Mais les lésions les plus intéressantes sont celles des voies urinaires.

Le rein droit se présente avec un volume considérable ; ses dimensions dépassent certainement d'un tiers les dimensions normales. La capsule est considérablement épaissie, et, quand on l'enlève, on trouve la surface de l'organe bosselée irrégulière.

La coupe nous offre de vastes foyers tapissés par la matière caséeuse et contenant un liquide épais et grumeleux. Le tissu rénal a presque complètement disparu, et là où il existe encore il est pâle, anémié ; çà et là apparaissent quelques granulations miliaires, dures et transparetnes.

L'uretère du même côté, gros comme le petit doigt, est remarquable par l'épaisseur de ses parois ; à la face interne existent quelques rares granulations dont la nature tuberculeuse est beaucoup moins évidente que dans le rein.

La vessie nous offre de nombreuses ulcérations, la plupart superficielles.

Dans les points où la muqueuse n'est pas dénudée, elle est d'un rouge vif, et dans plusieurs points nous retrouvons les granulations miliaires dont les caractères sont très-nets.

Les autres organes ne nous offrent rien de particulier à noter.

OBSERVATION XVIII.

Tuberculose généralisée de l'appareil génito-urinaire,
par M. P. Reclus, interne des hôpitaux.

Blaizac (Philippe), mégissier, âgé de 57 ans, entré le 26 mars 1876, dans le service de M. Verneuil, pour y être traité d'une tumeur des bourses.

Il nous raconte que jusqu'à 55 ans sa santé a été particulièrement bonne ; il ne se rapelle avoir fait aucune maladie sérieuse. Son père et sa mère sont morts en âge très-avancé ; ses frères sont très-bien portants. Il y a deux ans, en même temps que survenait une douleur et un gonflement du poignet gauche, le malade se mit à tousser et plus tard à cracher du du sang. Il entra dans le service de M. Vulpian, où il fut traité pendant près de six mois, puis envoyé de là à Vincennes. Mais il n'était point guéri, car au mois de mai 1875, il entra dans le service de **M.** Trélat, où il subit l'amputation du poignet. Sa santé ne s'en améliora guère, les hémoptysies devinrent plus fréquentes, la maigreur s'accrut; aussi, après avoir traîné plusieurs mois, le malade rentre-t-il à la Pitié où nous avons pu l'observer.

Outre son affection pulmonaire que révèlent des signes physiques non douteux : craquements et râles au sommet, il est porteur d'une double infiltration tuberculeuse au niveau des testicules. Cet envahissement n'est pas de date récente ; le malade nous raconte qu'au début même de la tumeur articulaire, il sentit un jour un gonflement subit accompagné de douleur dans le testicule droit ; la tuméfaction s'accrut, mais bientôt la douleur devint moindre, et même plus tard et peu à peu le gonflement de ce testicule diminue ; mais il reste toujours des nodosités que nous allons retrouver.

L'envahissement du testicule gauche est beaucoup plus récent ; ce n'est guère qu'il y a cinq semaines que la glande s'est prise, et de la même façon que la première. Subitement, sans coup, sans blennorrhée, en un mot, sans cause appréciable, ont apparu le gonflement et la douleur ; ils durent encore et, lors de l'entrée du malade, nous avons pu nous en rendre un compte exact... Le toucher rectal permet de constater que la prostate est très-volumineuse ; elle est si douloureuse que l'exploration est rendue fort difficile, et son gonflement est tel qu'elle forme un obstacle qu'il faut contourner pour arriver sur les vésicules séminales qui paraissent envahies d'ailleurs par la tuberculisation.

Les troubles de la miction sont très- prononcés ; les envies d'uriner sont pour ainsi dire incessantes et le malade a son urinoir à demeure. Pendant la miction, le malade éprouve une ardeur extrême, une cuisson vive au niveau du col ; cependant les souffrances sont maintenant un peu plus tolérables, et la cystite semble un peu moins intense. Lorsqu'on examine les urines, on les trouve floconneuses, troubles, chargées de pus ; elles laissent dans le vase un dépôt abondant de leucocytes. Le malade a d'ailleurs, et à plusieurs reprises, pissé du sang, jamais en très-grande abondance, mais assez cependant pour teinter l'urine en rouge. Depuis quelque temps, il existe aussi une certaine amélioration de ce côté. La région rénale est très-douloureuse à la pression.

La saillie que formait la prostate dans l'ampoule rectale est un peu moins considérable ; sur la ligne médiane même la glande est dépressible, mais n'est plus fluctuante ; ce changement coïncide avec une émission plus considérable de pus par le méat urinaire. Évidemment, l'abcès prostatique s'est ouvert dans l'urèthre.

Tel est l'état du malade ; il est à ce moment profondément cachectique ; du reste, les forces s'épuisent, la fièvre hectique s'allume, des frissons erratiques surviennent, la langue se sèche et la mort arrive.

AUTOPSIE. — Les poumons, aussi bien à droite qu'à gauche, sont farcis de tubercules à diverses périodes de leur évolution.

Nous passons à l'examen du système génito-urinaire, et d'abord à celui des *reins* : le gauche semble à peu près normal ; son volume n'est point augmenté ; il est simplement plus congestionné que d'ordinaire. On ne trouve ni masses caséeuses, ni granulations miliaires. Le rein droit au contraire est extrêmement volumineux, et pour le moins triple de volume Il est fluctuant, et par une section antéro-postérieure on constate une cavité centrale remplie d'urine purulente et floconneuse ; cette cavité est due à la dilatation des calices et du bassinet, ainsi qu'à une destruction partielle des pyramides de Malpighi. En certains points les calices semblent seulement dilatés, sans altération appréciable de la muqueuse, mais en d'autres cette muqueuse est épaissie et forme une sorte de couenne blanche et tomenteuse d'une épaisseur de 2 millimètres environ et qni tapisse les anfractuosités rénales. De point en point existent des ouvertures régulières qui permettent d'entrer dans des cavernes de plus en plus petites, remplies de pus et d'urine. On dirait des flacons à ventre très-arrondi, à goulots très-étroits. Ces cavités, creusées jusqu'au voisinage de la capsule d'enveloppe, paraissent dues à la destruction des pyramides de Malpighi. Elles sont néanmoins limitées par la membrane tomenteuse que nous avons déjà signalée.

Ces altérations sont surtout marquées dans la moitié inférieure de l'organe ; la moitié supérieure est certainement bien moins atteinte. La substance médullaire au lieu d'être détruite paraît simplement refoulée par la dilatation des calices. Mais cette substance médullaire et la corticale périphérique sont parsemées de masses tuberculeuses, dont les unes, grises et encore transparentes, sont à peine visibles, tandis que les autres atteignent le volume d'un petit pois. Au niveau de certaines pyramides, on peut voir les granulations tuberculeuses affecter une régularité très-marquée et s'étaler en lignes divergentes et épanouies comme les tubes urinifères de ces mêmes pyramides. Elles forment des stries blanchâtres, des sortes de stratifications tuberculeuses, qui alternent avec les lignes rougeâtres des tubes urinifères. Lorsqu'on décortique le rein, difficilement, car une partie du parenchyme s'enlève par lambeaux, on aperçoit sur la surface de l'organe des multitudes de granulations d'âges divers et d'apparence variable. Elles sont irrégulièrement parsemées, très-nombreuses en certains points, manquant en d'autres ; aussi entre les saillies particulières que forme chaque granulation existe-t-il des saillies beaucoup plus volumineuses dues à ces agglommérations, pour ainsi dire régionales, de nodules tuberculeux.

Uretères. — Le gauche est simplement dilaté ; ses parois sont peu épaisses, et ne paraissent nullement altérées. Sa dilatation paraît due à un obstacle à la pénétration de l'uretère au niveau de son embouchure dans la vessie.

L'uretère droit présente une très-singulière disposition : il est double ; il existe deux bassinets et deux uretères : des deux, l'un correspond à la moitié supérieure du rein, celle qui, nous l'avons vu, est de beaucoup moins altérée ; l'autre à la moitié inférieure où les lésions sont beaucoup plus avancées. La muqueuse qui tapisse le premier de ces bassinets est lisse et normale ; peut-être est-elle plus mince et plus transparente, ce qui serait dû sans doute à une plus grande distension. Elle n'est pas ulcérée, et l'on ne trouve pas de granulations à sa surface. Cette absence de lésions persiste dans les deux tiers supérieurs de son trajet, mais le tiers inférieur, au niveau d'un point à limites très-précises, se rétrécit subitement, et cela à un tel degré que la lumière du canal permet avec difficulté l'introduction de la sonde cannelée, qui cependant arrive jusque dans la vessie, mais en détachant des parois tomenteuses une certaine quantité de matières jaunâtres. L'aspect de cette altération est tel qu'il semble évident au premier abord que les lésions se sont propagées de la vessie vers l'uretère. Au niveau du point où commence la coarctation, bien que le bourrelet formé par le rétrécissement soit très-net, on aperçoit quelques granulations grises qui remontent vers la muqueuse saine, et cela dans l'étendue de 4 à 5 millimètres.

Le bassinet et l'uretère inférieurs sont altérés dans toute leur étendue. Les parois, d'une épaisseur de 2 millimètres dans l'intérieur du rein, ont au moins 3 millimètres sur le trajet de l'uretère. Elles sont blanches, tomenteuses, et ressemblent à du tubercule cru, dont on peut par le raclage enlever quelques parcelles. Ce second uretère côtoie le premier et leurs parois sont adossées l'une à l'autre jusqu'à leur entrée dans la vessie, qui paraît se faire par une ouverture commune.

Vessie.—L'aspect quelle présente est le même que celui des uretères, parois très-épaissies et telles que dans certains points elles atteignent près de 1 centimètre. Il est vrai qu'on ne saurait distinguer les diverses tuniques de l'organe qui, du péritoine à la muqueuse, ne forment qu'une seule couche; le péritoine du reste est absolument criblé de petites taches transparentes formées par les granulations grises. Les altérations de la muqueuse sont très-profondes, et l'ont envahie dans toute son étendue. Les fongosités vasculaires et ecchymotiques sont à peu près uniformément réparties et aussi nombreuses au niveau du sommet de l'organe que du trigone vésical. Le bas-fond est encavé et nettement limité par deux fortes saillies qui partent de l'ouverture des uretères et qui convergent en avant vers la base de la prostate. Les saillies, les nodules, qui tapissent cette cavité vésicale sont de volume différent, et varient d'un grain de mil à celui d'un petit pois. Ces fongosités sont très-nombreuses au niveau du col de la vessie.

L'*urèthre* est sain dans la portion pénienne et membraneuse. Cette dernière cependant est très-vascularisée. Mais les altérations commencent au niveau de la région prostatique, et le même aspect tomenteux, les mêmes saillies blanchâtres se retrouvent en ce point. Le verumontanum est très-volumineux, et dans les deux gouttières latérales on voit trois ou quatre ouvertures dont deux correspondent à l'orifice des canaux éjaculateurs, mais leur diamètre très-agrandi mesure au moins 3 mill. Ces ouvertures permettent de pénétrer dans des cavernes creusées dans l'épaisseur de la prostate ; c'est par elles que s'était écoulé au dehors le pus de l'abcès prostatique constaté pendant la vie du malade....

OBSERVATION XIX.

Incontinence d'urine. Fistule vésico-vaginale. Tuberculisation des organes génito-urinaires, par M. Catuffe, externe des hôpitaux.

L. Mariette, domestique, 20 ans, entre le 27 septembre dans le service de M. Lefort, suppléé par M. Terrier.

Antécédents. Dès l'âge de 8 ou 9 ans, cette malade a commencé à perdre son urine, le jour comme la nuit ; cette affection n'a jamais disparu. La malade a été réglée à 15 ans ; la première époque a été supprimée par un refroidissement ; depuis lors la menstruation a été irrégulière et douloureuse ; les règles ont cessé depuis le mois de janvier dernier.

Il y a deux mois, l'urine commença à couler nuit et jour ; la miction qui a toujours été douloureuse l'est devenue beaucoup plus ; l'urine, sans être plus abondante, était chargée, rouge, laissant au fond du vase un dépôt de fausses membranes ; la malade dit en outre avoir senti comme des graviers.

Etat actuel. La miction est très-douloureuse, l'incontinence d'urine est continuelle ; la sonde promenée dans la vessie ne révèle point la présence d'un corps étranger ni d'un calcul ; l'hymen est conservé ; cependant on peut pratiquer le toucher vaginal, et alors le doigt, immédiatement en arrière de l'orifice vulvaire, se meut librement dans une dilatation du vagin qui a presque le volume du poing ; cette poche, la première fois qu'elle a été explorée, a projeté avec force un jet d'un liquide clair, citrin, sans odeur caractéristique. Les parois du vagin semblent rugueuses, et sur la face antérieure, immédiatement en avant de la lèvre antérieure du col utérin, et un peu à droite de la ligne médiane, on sent un petit rebord de 3 millim. de long, contre lequel l'ongle vient buter, et, en arrière, une légère dépression.

La malade souffre surtout quand on presse la paroi abdominale antérieure au niveau de la vessie ; il existe aussi quelques douleurs spontanées dans la fosse iliaque droite, devenant plus vives à la pression. — Etat général médiocre, anémie profonde ; la malade a beaucoup maigri depuis deux mois. Interrogée du côté de la tuberculose, elle ne fournit aucun renseignement sur ses parents et ses collatéraux ; elle s'enrhume très-facilement tous les hivers, mais ne s'en est jamais inquiétée.

A l'examen, la percussion et l'auscultation n'offrent rien de remarquable ; elle n'a jamais accusé que des sueurs nocturnes localisées à la tête et à la partie sus–diaphragmatique du tronc ; jamais on n'a constaté de trouble de la respiration ; depuis deux mois il existe un peu de fièvre le soir.

Traitement. Bromure de potassium, douches froides ; injection vésicale avec une solution au 1/1,000 d'acide phénique.

14 octobre. Même état général. L'incontinence d'urine a très-peu diminué.

20 octobre. Les douleurs deviennent plus vives ; quand on pousse l'injection, la malade accuse une douleur très–vive au niveau de la vessie et dans le flanc-droit ; l'incontinence est aussi forte qu'auparavant.

1er novembre. Les douleurs abdominales existent toujours ; du côté des organes urinaires, même état ; l'état général est plus mauvais. Pour savoir s'il existe réellement une fistule vésico-vaginale, M. Lefort injecte du lait par l'urèthre, et au bout de deux ou trois minutes on le voit sourdre par le vagin ; l'expérience inverse est faite et donne le même résultat.

15 *novembre.* L'état général s'est encore aggravé ; les douleurs sont devenues très-vives, au niveau de la vessie et dans le flanc droit, spontanément et à la pression ; le ventre est rétracté, en bateau : l'urine est toujours chargée, avec fausses membranes. La fièvre vespérale, les sueurs nocturnes sont beaucoup plus marquées ; la malade commence à avoir des vomissements alimentaires et bilieux ; constipation. Enfin, la malade a le facies abdominal.

16, 17, 18 *novembre.* Même état général ; la malade est plongée dans un coma de plus en plus profond ; cependant elle peut répondre nettement aux questions qu'on lui pose. — Mort le 19.

Autopsie. 31 heures après la mort. — *Cerveau* ; quelques granulations le long de l'artère sylvienne et à la base.

Poumons : adhérents dans toute leur étendue à la cage thoracique, surtout aux deux sommets et sur le bord antérieur du poumon gauche. Pas de liquide dans les plèvres ; dans les points désignés plus haut, le parenchyme se déchire plutôt que d'entraîner les adhérences ; aux deux sommets, dépôts de tubercules, dont plusieurs, et un surtout, du volume d'une noisette, sur le poumon gauche, sont en voie de ramollissement. *Cœur :* rien à noter.

Abdomen : épiploon normal ; le péritoine semble légèrement poisseux ; il y a fort peu de sérosité. Les organes du petit bassin, au premier abord, ne présentent rien d'anormal : le rectum, l'utérus, les culs-de-sac péritonéaux sont normaux ; la vessie semble plus rétractée qu'à l'ordinaire. Le ligament large du côté gauche et les organes qu'il contient ne présentent rien à noter. Du côté droit, la trompe et l'ovaire. qui est rouge lie de vie et à peu près deux fois plus gros que le gauche, sont unis entre eux et au tissu cellulaire de l'excavation pelvienne. La *vessie* est rétractée, grosse comme un œuf ; au niveau de son sommet on remarque une saillie de même aspect que le reste de l'organe, située un peu à droite de la ligne

médiane, longue de 2 centim. environ, faisant un relief de 5 à
6 millim. et à peu près transversalement dirigée ; elle se continue par son bord postérieur, et sans ligne de démarcation,
avec la face postérieure de la vessie ; en avant elle est limitée
par un sillon assez profond, auquel viennent se rendre en
convergeant trois ou quatre plis qui occupent la face antérieure de la vessie. Au devant de ce sillon, on voit un petit
point bleuâtre de la grosseur d'une lentille.

Vagin. L'hymen est conservé ; la muqueuse est couverte
de concrétions rugueuses, jaunâtres, qui la tapissent complètement, et dues évidemment au séjour de l'urine dans le canal. Sur la face antérieure du vagin, à 6 millim. en avant de
la lèvre antérieure du col utérin, se trouve un orifice très-
petit que l'on ne peut découvrir qu'en pressant sur la vessie ;
on en fait sourdre alors un liquide purulent ; cet orifice
appartient à un trajet fistuleux, à peu près rectiligne,
qui va s'ouvrir dans la vessie en arrière de la base du trigone.

En enlevant la masse des organes pelviens, nous sommes
tombé sur un foyer purulent, de la grosseur d'un œuf, situé
en arrière de la fosse ovale, contre la tubérosité ischiatique,
Ce foyer communique avec la vessie par un trajet flexueux,
qui y débouche par un orifice situé à la face postérieure, près
du sommet ; il est long de 6 à 7 cent., large de 6 millim. environ, transversalement dirigé en passant sous l'ovaire et la
trompe ; l'orifice vésical est comme taillé à l'emporte-pièce.
En tiraillant les parois vésicales pour chercher ce trajet, on a
décollé facilement la petite masse située au sommet de la vessie, et au fond du sillon on a trouvé une autre perforation, un
peu moindre que la précédente, et qui avait été oblitérée par
le reploiement de la vessie. La muqueuse de celle-ci est noire,
épaissie, couverte d'une couche de pus.

Les *uretères* sont gorgés de pus, et les *reins* présentent une
désorganisation qui a passé inaperçue pendant la vie ; le rein
droit est très-volumineux (15 cent. sur 8), de couleur violacée,
livide ; le gauche est moins gros et au premier abord il a l'aspect du rein cardiaque ; tous les deux sont farcis d'abcès con-

tenant une substance caséeuse. M. Hayem y a trouvé des granulations caractéristiques, ainsi que dans le foyer purulent de l'excavation pelvienne.

OBSERVATION XX.

Tuberculose des organes génito-urinaires. Troubles oculaires de cause indéterminée, par MM. Golay, interne des hôpitaux, et Garcia, externe des hôpitaux.

Père mort à l'âge de 74 ans. Mère morte subitement. Un frère serait mort au dire du malade, d'une fluxion de poitrine. Lui-même, il s'est bien porté jusqu'à il y a deux ans ; il a eu alors une orchite du côté gauche (nous y reviendrons). Depuis cette époque il a maigri et faibli beaucoup ; il ne souffre de ses jambes que depuis deux ou trois jours avant son entrée. Pas de syphilis.

Entré pour des douleurs sciatiques dans les deux jambes, plus fortes du côté gauche. On réussit à le guérir de sa sciatique droite à l'aide de frictions avec l'essence de térébenthine ; mais du côté gauche les douleurs persistent et se montrent rebelles à toutes sortes de traitements...

Etat actuel. — 18 décembre 1876. Cachexie considérable. Le malade n'est pour ainsi dire pas reconnaissable. Il nous dit qu'il n'a pas faim. Un peu de diarrhée. Intelligence parfaitement lucide ; réponses tout à fait nettes. Pas de paralysie ni de troubles de la sensibilité. Les douleurs sciatiques persistent à gauche ; les deux jambes participent à l'amaigrissement général qui est considérable ; pas d'œdème.

Aux poumons, on ne constate rien d'anormal, ni par la percussion, ni par l'auscultation. Cœur sain. Foie, rate, rien de particulier. Le palper abdominal ne révèle pas de tumeur, et pourtant le ventre est très-affaissé ; le toucher rectal ne donne que des résultats négatifs. Urines albumineuses, pas de sucre.

On désespérait d'arriver à préciser la cause certaine de cette cachexie si rapide, lorsque en regardant les bourses, on constate l'existence d'une fistule de la bourse gauche ; on sent que l'épididyme est gros dans son ensemble ; rien dans l'autre testicule ; rien dans les cordons ; ce n'est qu'alors que le malade nous donne les renseignements suivants : il y a deux ans, il a eu une orchite douloureuse, terminée par un abcès qui, après l'évacuation spontanée du pus, ne tarda pas à se cicatriser ; pendant son séjour chez M. Lefort (pour une double kératite ulcéreuse ayant succédé à une iritis du côté droit),il y a de cela une douzaine de jours la fistule s'est rouverte et s'est mise à couler, pas abondamment, à la vérité. Pas de douleurs spontanées. Epididyme dans son entier, dur et gros. Il s'agit donc là, selon toutes les probabilités d'une orchite caséeuse ; quant à l'albuminurie, elle est fort probablement aussi le fait d'une tuberculose rénale...

28 décembre. Le malade est allé en s'affaissant de plus en plus ; il est mort ce matin de très-bonne heure, avant la visite.

Autopsie, le 29 décembre. — *Cerveau* : enlevé avec grand soin ; on ne découvre pas de lésion du tout ; il est assez ferme ; les nerfs trijumeaux (à une altération desquels on aurait pu attribuer les lésions trophiques des hémisphères antérieurs des yeux) paraissent sains, ainsi que les nerfs et bandelettes optiques, tubercules quadrijumeaux, etc. On ne découvre non plus rien de particulier au niveau du ganglion de Gasser, ni ailleurs sur la base du crâne.

Poumons : Les deux plèvres sont partout adhérentes ; on est obligé pour extirper les poumons, de décoller les plèvres pariétales. Les deux sommets sont le siége d'une poussée de granulations tuberculeuses ; il y existe même de chaque côté une cavernule grosse comme un pois ; en somme, tuberculose pulmonaire, bien limitée quoique très–accentuée. *Cœur* : rien de particulier. *Foie* : Un peu gros, 1725 grammes. La capsule présente des plaques épaisses, qui n'intéressent pas le parenchyme ; la coupe offre l'aspect normal.

Rate normale.

Reins. — Le rein gauche est très-volumineux, 236 grammes. La capsule se laisse, d'une façon générale, détacher facilement, sauf aux extrémités, où la capsule entraîne une partie du parenchyme. Après décortication, on aperçoit à la surface du rein, des tubercules très-nombreux et à différentes périodes de développement, intéressant même, par places, la capsule. A la coupe, on voit plusieurs cavernes au nombre de cinq, dont les dimensions varient entre un petit pois et un pois chiche, à contours irréguliers, à parois épaisses, jaunes et anfractueuses ; ces cavernes renferment des débris organiques en partie adhérents à la paroi, de couleur noirâtre avec une teinte légèrement rougeâtre, mous, se laissant écraser entre les doigts, et qui paraissent être les vestiges d'anciennes hémorrhagies. Outre ces cavernes, on distingue un semis très-abondant de tubercules arrivés à diverses périodes de leur développement. Le bassinet étant ouvert, on distingue très-nettement sur ses parois des tubercules gris, semi-transparents. L'uretère est très-épaissi ; sa muqueuse est d'un bout à l'autre rongée, pour ainsi dire, par une éruption confluente de tubercules en grand nombre ulcérés ; il est partout perméable.

Le droit présente toutes les apparences d'une hydronéphrose : bassinet dilaté et distendu ; le rein droit est néanmoins beaucoup plus petit que le gauche, peut-être de moitié, au moins d'un tiers. La décortication est impossible. A la coupe, il s'échappe une substance crémeuse, blanche, ayant l'aspect et la consistance de la crème, nullement liquide ; lorsque à l'aide d'un filet d'eau, on a enlevé cette matière qui existe en grande abondance, on s'aperçoit que le rein est converti en une caverne, ou plutôt en une série de grosses cavernes communiquant largement entre elles d'une extrémité à l'autre et avec le bassinet largement ouvert par suite de la disparition presque totale des calices et des pyramides ; çà et là pourtant on reconnaît encore des débris de pyramides et même de substance corticale, formant comme des jetées qui s'avancent plus ou moins loin entre deux cavernes voisines, pour les séparer incomplètement ; en outre, sur quelques-uns de ces débris, on distingue des noyaux tuberculeux ; enfin, sur un très-grand nombre de points, la destruction du parenchyme rénal est complète et les parois des cavernes sont formées par la capsule du rein considérablement épaissie.

Le bassinet présente des dimensions doubles et même triples de l'état normal ; parois épaissies ; muqueuse ulcérée, et même en quelques places de petits décollements.

Si l'on essaie de continuer, avec les ciseaux, l'incision du bassinet le long de l'uretère, on est bientôt arrêté, à 2 cent. 5 environ du bassinet ; on essaie d'introduire la sonde cannelée ; elle ne peut pas passer ; on réussit enfin, avec des ciseaux très-pointus, à franchir ce rétrécissement, et l'on continue à avancer lentement jusqu'au milieu de l'uretère où l'on est de nouveau et, cette fois, définitivement arrêté ; un peu plus loin l'uretère est de nouveau perméable jusqu'à la vessie ; les parois sont considérablement épaissies, et la muqueuse détruite par des tubercules pour la plupart caséifiés.

Vessie. — Muqueuse littéralement rongée par les tubercules sur toute son étendue, profondément ulcérée, surtout au niveau du trigone où l'ulcération se termine à environ 1 centimètre en arrière de l'orifice de l'urèthre par un bord taillé à pic.

Testicules. — Le droit est sain. Le gauche n'a plus de séreuse : les deux feuillets de la tunique vaginale intimement soudés : épididyme induré et volumineux ; la fistule scrotale communique avec une petite cavernule du volume d'un petit pois, à la partie moyenne. Tout le reste de l'épididyme présente des tubercules pour la plupart jaunes et tout à fait à la queue, une petite masse caséeuse du volume d'un petit pois. Dans l'épaisseur de la pulpe testiculaire on aperçoit aussi des tubercules gris. *Canaux déférents* : Rien de particulier. *Vésicules séminales* : à la coupe, elles offrent, l'une un, l'autre deux petits points suppurés gros comme une tête d'épingle grosse, et qui paraissent être des tubercules ramollis.

Prostate. — La gaîne fibreuse est incrustée de petits calculs très-durs et facilement énucléables, de la grosseur d'un grain de chénevis. La glande n'est pas augmentée de volume sensiblement. A la coupe, on constate dans chaque lobe l'existence d'un petit noyau ayant toutes les apparences de tubercules calcifiés.

Observation XXI.

Tuberculose pulmonaire. Tubercules des organes génito-urinaires,
par M. Pauffard, interne des hôpitaux.

Tache, Armand, 27 ans, imprimeur, entre le 31 mars 1877 à
Necker (service de M. Guyon), pour des troubles urinaires et
incontinence datant de quelques mois. A ce moment, il a une
phthisie pulmonaire déjà très-avancée (cavernes aux deux
sommets) : état général déplorable (maigreur, etc.) ; tout cela
remonte à deux ans environ.

Du côté des organes génito-urinaires, voici ce qu'il raconte :
première chaudepisse en 1875 (durée trois semaines) ;
deuxième en avril 1876 (durée un mois, complication d'orchite droite).

En mai les mictions, ni difficiles, ni douloureuses, devinrent
plus fréquentes, mais seulement pendant le jour, jusqu'en
septembre, époque où elles apparurent la nuit et s'accompagnèrent de douleurs dans le canal et au méat : en même temps
les urines se troublèrent.

En décembre, cystite violente : douleurs plus vives, mictions toutes les demi heures pendant le jour, toutes les heures
la nuit, urines de plus en plus troubles. En février 1877, la
cystite étant devenue chronique, apparut l'hématurie, qui
dura quelques jours : le sang venant d'ordinaire au début de
la miction ; une fois seulement, à la fin, le malade rendit une
cuillerée de sang environ. Quelques jours après vint l'incontinence, d'abord avec sensation du passage de l'urine, puis,
trois semaines après, se faisant d'une manière inconsciente :
l'urine tombe goutte à goutte, contenant des grumeaux caséeux, des flocons blanchâtres, à odeur infecte,

Pas de douleur à l'hypogastre, ni au périnée : matité vésicale peu étendue. Le lobe droit de la prostate, les vésicules
séminales, l'épididyme droit sont indurés.

16 avril. Mort dans le marasme.

Le 18. AUTOPSIE. — *Centre nerveux*. Rien. — *Thorax*.
Poumons tuberculeux partout, avec caverne aux deux sommets. Cœur petit, cavités et orifices sains ; caillots fibrineux

dans les ventricules, l'aorte et l'artère pulmonaire. Ganglions bronchiques tuberculeux.

Abdomen. — Un peu de sérosité roussâtre dans le péritoine. Intestins, mésentère, ganglions, pancréas, sains. *Foie* gras, hyperhémié, lisse, de consistance normale : pas de bile dans la vésicule. *Rate* congestionnée, indurée, peu volumineuse, présentant à la coupe des tractus fibreux épaissis de la capsule, et plusieurs infarctus de couleur brun clair, dont deux plus étendus, situés dans le segment supérieur de l'organe génito-urinaire.

Organes génito-urinaires. — Les lésions sont beaucoup plus marquées et plus avancées à droite qu'à gauche.

Rein droit. — Capsule épaissie, présentant çà et là des granulations tuberculeuses. *Glande.* Irrégulière, bosselée extérieurement, volumineuse, pesant 500 grammes, de coloration marbrée, offrant çà et là des points fluctants, presque complètement détruite intérieurement. *A la coupe*, cavités multiples à la périphérie, à contenu lactescent, à parois caséeuses, communiquant entre elles ; vaste cavité centrale, semblable aux premières, ayant détruit la substance médullaire, une partie de la substance corticale, et envahi les calices et le bassinet. *Uretère* gros, induré, à parois très-épaissies, caséeuses. *A gauche, rein* moins volumineux, non désorganisé, d'aspect marbré, et présentant quelques points de congestion intense, noirâtre, à côté de points anémiés : quelques noyaux caséeux.

Vessie. — De dimensions normales. Tissu sous-péritonéal épaissi, fibreux : pas d'adhérences anormales ; pas d'hypertrophie des parois. En ouvrant la cavité vésicale, on voit s'écou un liquide blanchâtre, glutineux, assez épais, et contenant quelques grumeaux caséeux. *Muqueuse* parsemée de granulations tuberculeuses jusqu'au sommet : rouge, un peu enflammée, peu épaissie. Dans le segment vésical inférieur, on constate un état de destruction presque complet : plaques caséeuses épaissies, se continuant avec une autre cavité postéro-inférieure, creusée aux dépens de la prostate, presque entièrement détruite.

Vésicule séminale gauche, saine où à peu près ; la droite contient des noyaux caséeux de la grosseur d'un pois. *Canal déférent* sain, sauf un peu d'induration près des vésicules.

Dans le canal uréthral, on trouve un semis de granulations tuberculeuses, sous-muqueuses, s'étendant jusque vers le milieu de la région spongieuse où elles disparaissent après s'être raréfiées. Enfin l'épididyme droit est envahi par la matière caséeuse dans toute sa longueur.

OBSERVATION XXII.

Tuberculose des voies génito-urinaires. Tuberculose pulmonaire, par M. Pauffard, interne.

Schmitt (Edouard), 33 ans, sellier, entré à l'hôpital Necker (service de M. Guyon), le 8 février 1877, dans un état cachectique assez avancé, déterminé par une phthisie pulmonaire ajoutée à une tuberculose des voies génito-urinaires, pour laquelle il a déjà été soigné à Necker en 1876.

Chaudepisse à l'âge de 20 ans, ayant duré six semaines. Point d'accidents jusqu'à il y onze mois. A ce moment, il s'est formé dans le testicule dsoit un abcès tuberculeux, à évolution lente, s'étant ouvert le 14 juin 1876 et ayant laissé après lui une fistule urinaire. Le malade, soigné pour cet abcès dans le service de M. Guyon, sort le 18 juin non guéri, porteur de sa fistule, et ayant des noyaux tuberculeux dans les deux testicules. Du côté des poumons, il y avait déjà des craquements aux sommets (toux fréquente enrouements, crachats épais, sueurs, diarrhées intermittentes, amaigrissement et faiblesse).

Depuis quatre mois, mictions de plus en plus difficiles, douloureuses et fréquentes (20 à 25 fois dans les 24 heures). Les urines, claires au début, devenues de plus en plus troubles, sanguinolentes une fois seulement, il y a trois mois, contiennent actuellement des grumeaux caséeux, gris jaunâtres, déposant au fond du vase. L'état général est mauvais ; les accidents continuent, pas d'appétit, douleur à la gorge, gênant la déglutition, et persistante.

23 février. Mort, dans le marasme et l'épuisement.

AUTOPSIE. — 23 février. Tuberculose généralisée.

Centres nerveux. — Méninges un peu vascularisées. Rien dans la substance ou les cavités cérébrales.

Larynx. — Cordes vocales inférieures peu ulcérées, mais épaissies et infiltrées de tubercules miliaires très-confluents, et s'étendant jusqu'aux cordes vocales supérieures. La muqueuse laryngienne sous-épiglottiqne, les replis arythénoïdiens et la muqueuse sous-glottique sont hypérémiés et épaissis (piqueté rose), ainsi que la muqueuse trachéale. *Corps thyroïde* sain. Ganglions cervicaux augmentés de volume.

Thorax. — Tuberculose des deux poumons, cavernules aux deux sommets et tubercules miliaires jusqu'aux bases et jusque sous la plèvre. *Cœur* de volume normal, recouvert d'une épaisse couche de graisse. *Ganglions bronchiques* gros, indurés, tuberculeux.

Abdomen. — *Péritoine* sain. *Foie* gros, infiltré de graisse jaunâtre, de consistance normale ; les veines sus-hépatiques sont dilatées ; la vésicule biliaire, volumineuse, contient un liquide jaune foncé, très-épais, et présente des parois hyperémiées. *Rate* hyperémiée, augmentée de consistance.

Tube digestif. — Dans *l'intestin grêle*, ulcérations au niveau de l'iléon, au nombre de 8 à 10, siégeant dans les glandes de Peyer et à divers périodes de développement. Dans le *gros intestin*, près de la valvule, ulcérations avancées, avec fond rouge, granuleux, ayant détruit la muqueuse seulement, ovalaires (0,03 sur 0,02), siégeant surtout au cæcum et dans l'appendice iléo-cæcal. A l'extrémité de celui-ci, qui est perméable dans toute sa longueur, on constate une perforation complète, à bords enflammés, sans corps étranger, ni néoplasme, sans inflammation dans les régions voisines. Rien dans le reste du gros intestin. *Ganglions mésentériques* gros, durs, semblables aux ganglions du médiastin. *Mésentère* hyperémié, avec dilatation des veines. *Pancréas* sain, un peu augmenté de volume.

Voies urinaires et génitales. — *Reins* : le gauche est congestionné, gros, rouge, avec un noyau tuberculeux à sa péri-

phérie. Le droit, d'un tissu plus volumineux que l'autre, en
touré d'une épaisse couche de graisse, d'une capsule sclérosée
et se détachant facilement, et de tubercules crus et miliaires,
présente à la coupe une désorganisation à peu près complète,
due à des masses caséeuses, parfaitement limitées dans les
deux substances du rein et surtout abondantes dans les calices
et le bassinet. Les parties de substance rénale non détruites
sont d'un rouge foncé et chroniquement enflammées : plus de
tubes urinifères ni de pyramides

Uretères très-épaissis, avec quelques noyaux tuberculeux
et granulations grises. *Vessie.* La moitié supérieure est
absolument indemne ; pas de traces de granulations, muqueuse saine. La moitié inférieure, au contraire, caséeuse
avec masses blanchâtres qui s'écrasent facilement par le doigt,
offre une arrière-cavité inféro-postérieure, creusée aux dépens
de la prostate anfractueuse : celle-ci est à moitié détruite, bosselée en arrière, creusée en avant, où elle se confond avec la
paroi de la vessie. Les vésicules séminales non détruites, contiennent un liquide trouble, mélangé de détritus tuberculeux.

Urèthre, rouge jusqu'au méat et infiltré de granulations
depuis la portion membraneuse jusqu'à la fosse naviculaire.
Ces granulations, petites, se voient sur la muqueuse, et sont
d'autant moins confluentes qu'on se rapproche davantage du
méat. *Testicules* atrophiés et caséeux. *Epididymes* complètement transformés en substance caséeuse, qni présente la consistance du mastic.

OBSERVATION XXIII (inédite).

Tuberculose génito-urinaire, recueillie par M. G. de Marignac, interne,
et communiquée par M. le Professeur Guyon.

Paul T..., âgé de 47 ans, tapissier, entré le 26 juillet 1877,
à l'hôpital Necker, salle Saint-Vincent, n° 8, service de
M. Guyon.

Antécédents. Le malade a eu la chaudepisse à 17 ans ; depuis, il n'a jamais rien eu du côté des voies urinaires.

En octobre 1877, sans cause appréciable, les mictions devinrent plus fréquentes, le malade urinait jusqu'à quinze ou vingt fois dans la journée, et seulement trois ou quatre fois dans la nuit ; à ce moment-là il ne ressentait pas de douleurs, mais, s'il ne satisfaisait pas immédiatement ses envies d'uriner, l'urine s'échappait malgré lui. Au mois de mai de cette année, il fut atteint d'une rétention d'urine passagère, et, depuis, les mictions sont toujours restées douloureuses.

Peu à peu le malade a perdu ses forces, a maigri, s'est mis à tousser, et, obligé enfin à quitter son travail, il se décida à entrer à l'hôpital.

Etat au moment de l'entrée (26 juillet). Les mictions sont très-fréquentes ; elles reviennent presque tous les quarts d'heure ; elles sont un peu moins nombreuses la nuit que le jour. Lorsque le malade urine, il ressent une douleur qui atteint sa plus grande intensité à la fin de la miction ; elle s'irradie depuis la verge et le périnée dans le bas-ventre et aux lombes ; la douleur et la fréquence de la miction sont augmentées par la marche et la fatigue ; la voiture ne fait pas beaucoup souffrir le malade.

Les urines sont jaune clair ; à la fin de la miction elles se troublent et, laissées dans un verre, elles abandonnent un dépôt purulent.

Le malade n'a jamais eu d'hématuries.

Examen local. Le canal est parfaitement libre ; le toucher rectal montre que la prostate et les vésicules séminales sont saines. Rien aux épididymes.

Capsules de térébenthine, six par jour. Tisane d'uva ursi.

10 août. Injection de nitrate d'argent dans la vessie.

Le 11. Mictions plus fréquentes, mais moins douloureuses.

Le 13. Deuxième injection vésicale.

Le 17. Troisième injection ; les mictions sont moins fréquentes ; mais la cuisson que le malade ressent dans le canal est toujours très-vive ; les douleurs lombaires ont diminué.

3 septembre. On continue les injections. Les urines sont toujours troubles.

Le 13. Depuis trois jours le testicule gauche est douloureux, le scrotum est rouge, l'épididyme est dur et très-sensible ainsi que le cordon. Suppression des injections ; cataplasmes.

Le 19. Le testicule est moins douloureux, mais toujours gros. L'épididyme forme un capuchon qui recouvre toute la glande.

13 octobre. Toucher rectal. Pas de bosselures, ni d'hypertrophie de la prostate, rien aux vésicules. Les urines donnent toujours un abondant dépôt de pus.

Le 23. Depuis quelques jours, il y a un état fébrile assez prononcé ; la langue est sèche ; pas d'appétit. Le malade ne prend que du lait et des bouillons.

Le 26. Douleurs au niveau du rein droit. Cataplasmes.

Le 31. Le malade tombe dans un état de subdelirium presque continu ; depuis la veille il ne prend plus de nourriture.

2 novembre. L'état reste le même, le malade perdant ses urines ; on retire par le cathétérisme un peu d'urine ; l'analyse démontre qu'il y a pour 1 litre d'urine : albumine 1 gr. 50, et urée 13 grammes.

Le 3. Le malade meurt à deux heures de l'après-midi.

Température. — Du 17 au 30 octobre, la température axillaire a oscillé de 37°,5 à 38°,5 ; dans les deux derniers jours, elle s'est maintenue entre 36°,5 et 37 ; le 3 novembre, à une heure après-midi, elle était à 36°.

Autopsie faite le 5 novembre.

Encéphale. — Les méninges ne présentent rien de particulier. Le cerveau paraît sain, les ventricules latéraux renfermaient beaucoup de liquide.

Cavité thoracique. — Le *cœur* ne présente rien de particulier. Les *poumons* ont à leurs sommets des granulations tuberculeuses mais peu abondantes ; elles sont presque toutes à l'état de granulations grises ; mais cependant quelques-unes sont jaunâtres et même ramollies. Point de caverne pulmonaire ; pas de congestion.

Cavité abdominale. — *Rate*, rien à noter. Le *foie* est volumineux, graisseux. L'examen de l'intestin grêle montre l'absence d'ulcérations urémiques.

Système génito-urinaire. — *Reins*, le gauche est assez volu-

Guébhard.   7

mineux, un peu hypertrophié ; sa capsule se détache assez
facilement ; au-dessous, sa surface est lisse, non granuleuse,
mais elle présente de nombreuses taches blanchâtres. Sur une
coupe verticale, le rein présente une coloration blanchâtre ;
sur la portion corticale, l'on voit aussi dans cette couche deux
ou trois kystes dont le plus gros atteint le volume d'un noyau
de cerise. Les calices et le bassinet sont sains. Le rein *droit* est
un peu atrophié, moins volumineux que le gauche ; la capsule
se détache facilement ; au-dessous, la surface du rein est rouge,
lisse, non granuleuse ; sur une coupe verticale, le tissu rénal
à un aspect grisâtre verdâtre : certains points ont une coloration beaucoup plus accentuée que d'autres ; un peu de congestion au niveau de la ligne de séparation des substances corticale et médullaire. Les calices et le bassinet sont dilatés ; au
niveau de la naissance de l'uretère, le bassinet est parsemé de
granulations miliaires grises, qui deviennent jaunes dans son
intérieur ; sa cavité est tapissée en quelques endroits par du
pus.

L'examen microscopique du rein a donné à l'état frais, par
le raclage, des cellules épithéliales troubles et granuleuses.
Les coupes durcies dans l'alcool et la gomme ont montré une
hypertrophie du tissu conjonctif très-marquée dans la substance médullaire ; ce tissu conjonctif est parsemé de nombreux noyaux embryonnaires. Dans le rein droit, l'on a trouvé
en plusieurs endroits de petites hémorrhagies interstitielles.
En somme, les reins présentent surtout de la néphrite inter-
stitielle.

Vessie. — Elle présente une grandeur normale, les parois
ne sont pas épaissies ; sa couleur est grisâtre ; en quelques
endroits elle présente un tacheté, un piqueté rouge, dû à des
extravasations sanguines. La couche superficielle de l'épithélium semble avoir disparu sur toute l'étendue de la vessie ;
aussi, vue sous l'eau, la muqueuse a un aspect villeux ; la
vessie est parsemée de nombreuses *granulations tuberculeuses,*
les unes grises, les autres jaunes ; les premières sont beaucoup
plus abondantes au sommet de la vessie, les secondes le sont
davantage autour du col et du bas-fond de la vessie.

Le col de la vessie a pour ainsi dire disparu, il est détruit par la suppuration; l'ouverture de l'urèthre dans la vessie a pris la forme d'un entonnoir (1).

Urèthre. — La muqueuse uréthrale dans les portions prostatique et membraneuse est ulcérée; au niveau du cul-de-sac du bulbe et du côté droit, il y a une ulcération assez profonde et qui met presque à nu le tissu spongieux du bulbe.

Cette muqueuse est parsemée de granulations tuberculeuses grises et jaunes; du cul-de-sac du bulbe au méat, les granulations jaunes vont en diminuant, et il n'y en a plus du tout dans la dernière partie de l'urèthre; les granulations grises suivent une disposition inverse. A partir du bulbe, la muqueuse uréthrale a l'air sain lorsqu'on la compare à celle des deux portions précédentes, elle n'a qu'une légère teinte rouge et ne présente point d'ulcérations.

Vésicules séminales. — La droite ne présente rien d'anormal.

La gauche est doublée de volume, dure, ses flexuosités ont disparu, et par son bord interne elle est complètement adhérente au canal déférent gauche, avec lequel elle se confond dans sa partie inférieure. En l'ouvrant par une incision verticale, on voit que ses parois hypertrophiées renferment une matière jaunâtre assez épaisse.

Canaux déférents. — Le droit ne présente rien de particulier. Le gauche est dilaté et induré depuis 3 centimètres au-dessus de l'extrémité supérieure de la vésicule séminale du même côté.

Testicules. — Le droit ne présente rien à noter. Le gauche est augmenté de volume, il est presque deux fois plus gros que le testicule droit; sa cavité vaginale a complètement disparu; les deux feuillets de cette tunique sont confondus en un seul dans toute leur étendue. L'épididyme recouvre et coiffe tout le bord supérieur du testicule, intimement confondu avec lui, il en forme presque la moitié, il est bosselé; près du bord dorsal et à la face externe, ces bosselures ont un aspect

(1) La pièce est déposée dans le musée Civiale, à Necker, et porte le n° 91 ; la vessie est aussi représentée par une aquarelle.

jaunâtre. En faisant une coupe verticale antéro-postérieure, on voit que presque la moitié de la masse du testicule est formée par la tête de l'épididyme, remplie de matière purulente ; le testicule, lui, est refoulé en bas et presque caché par l'épididyme.

Prostate. — Vue par derrière, la prostate ne présente pas de bosselures ; cependant le lobe gauche est peut-être un peu plus volumineux que le droit ; vue par devant, elle ne présente que des ulcérations très-nombreuses ainsi que des granulations tuberculeuses.

OBSERVATION XXIV (inédite).

Tuberculose du poumon et de la vessie, recueillie par M. G. de Marignac, interne des hôpitaux, et communiquée par M. le Professeur Guyon.

Aristide B..., âgé de 53 ans, relieur, entré le 38 octobre 1877, à l'hôpital Necker, au n° 7 de la salle Saint-Vincent, service de M. Guyon.

Antécédents. — Son père est mort d'une maladie de poitrine. Jusqu'en 1870 il n'a eu aucune maladie , sauf une blennorrhagie en 1857, dont il s'est du reste parfaitement guéri. A cette époque il a eu une bronchite, et depuis lors il a toujours toussé, un peu plus en hiver qu'en été, mais sans avoir jamais d'hémoptysie.

Au mois de juillet 1877, il fut pris, sans aucune cause appréciable, d'envies fréquentes d'uriner, surtout dans la journée et après une marche, une fatigue ; bientôt apparut de la douleur au commencement de la miction, et comme cet état s'aggravait de symptômes thoraciques, il se décida à rentrer à l'hôpital. Soigné, à Lariboisière, pendant tout le mois d'août, pour ses troubles pulmonaires, seulement, il en sortit avec les mêmes désordres de fréquence et de douleur dans la miction. Il eut bien, depuis lors, quelques alternatives de rémission, mais aucune amélioration durable, et rentra, le 30 octobre, à l'hôpital Necker

Etat actuel (30 octobre). — Le malade est très-maigre, pâle, à doigts hippocratiques ; il se plaint de tousser continuellement, de transpirer la nuit, d'uriner très-souvent, presque tous les quarts d'heure, aussi bien la nuit que le jour; les mictions sont douloureuses, surtout au commencement. Les urines abandonnent un dépôt blanchâtre, avec quelques flocons le long des parois du verre; quoiqu'il n'y ait jamais eu d'hématuries, on trouve quelques stries rougeâtres dans le pus que laisse déposer l'urine.

Exploration. — Le canal est libre; un explorateur n° 17 pénètre facilement dans la vessie. Avec la sonde d'argent, on ne trouve point de calcul; le col est sensible.

Toucher rectal. — La prostate, de consistance normale, **ne** présente point de bosselures, quoique un peu hypertrophiée. Rien aux vésicules séminales.

Les épididymes ne présentent point de noyaux indurés.

Poumons. — On trouve aux deux sommets des signes manifestes de cavernes pulmonaires; celle de gauche paraît plus grande que celle de droite. Le malade rend des crachats purulents.

Rien de particulier aux autres organes.

Régime fortifiant. Suppositoires belladonés.

En novembre, l'état général paraissait un peu amélioré; mais l'état vésical resta toujours le même, et la mort arriva le 11 février 1878.

Autopsie (*par M. Alf. Jean, interne*). — Lésions pulmonaires très-avancées.

Le *rein* droit présente une caverne tuberculeuse en haut; le rein gauche, absolument rien.

La *muqueuse vésicale* est épaissie, tomenteuse, friable en certains points, blanchâtre. Dans le corps du viscère on remarque de nombreuses granulations tuberculeuses grisâtres ou blanchâtres et quelques petites ulcérations superficielles. Au niveau du col vésical la muqueuse est ulcérée dans tout son pourtour; tantôt les ulcérations sont distinctes, rapprochées les unes des autres, tantôt elles se touchent, empiètent les unes sur les autres, prennent une forme allongée, elliptique : c'est cette disposition qu'on remarque en arrière et à gauche;

ces ulcérations sont peu profondes et n'intéressent pas la couche musculaire.

L'urèthre est normal.

OBSERVATION XXV (inédite).

Tuberculose urinaire, recueillie par M. G. de Marignac, interne des hôpitaux, et communiquée par M. le Professeur Guyon.

Théodore T..., âgé de 23 ans, vigneron, entré, le 24 novembre 1877, à l'hôpital Necker, salle Saint-Vincent, n° 13, dans le service de M. Guyon.

Antécédents. — Rien du côté des parents. Le malade n'a jamais eu de blennorrhagie ; jusqu'en 1875 il a joui d'une santé parfaite. A cette époque, il fut pris d'envies fréquentes d'uriner ; les mictions, non douloureuses, étaient aussi fréquentes la nuit que le jour ; son urine contenait des matières blanches et visqueuses qui se déposaient au fond du vase et il remarqua à plusieurs reprises quelques gouttes de sang vers la fin de la miction ; mais bientôt les accidents revinrent, augmentés cette fois de la douleur, qui était marquée surtout à la fin de la miction ; plus tard survint de la difficulté de la miction, le malade était obligé de faire des efforts, et surtout d'attendre assez longtemps avant de voir venir l'urine.

A différentes reprises, le malade a eu des périodes de calme, pendant lesquelles les symptômes s'atténuaient beaucoup ou même disparaissaient. A ces moments-là les urines devenaient plus abondantes et plus claires. Il fut traité à plusieurs reprises soit comme comme calculeux, soit comme affecté de cystite vésicale.

Examen du malade à son entrée. — Il paraît assez fort et vigoureux ; il se plaint de fréquence, de douleur, de difficulté de la miction. Les urines laissent déposer une matière blanche purulente et légèrement striée de sang. C'est à la fin de la miction que le malade souffre le plus et que ses urines se troublent.

Sur l'épididyme droit il y a un petit noyau dur ; le malade dit avoir eu dans sa jeunesse, sans aucune cause, une orchite de ce côté.

Le canal est complètement libre. Un explorateur à boule n° 10, arrive facilement à la vessie. L'examen avec la sonde d'argent dénote une vessie un peu épaisse et assez sensible au niveau du calcul. Pas de col.

Par le toucher rectal on trouve la prostate lisse, non bosselée, mais peut-être un peu plus dure à droite qu'à gauche. Rien aux vésicules séminales.

Aux poumons, on ne trouve rien par la percussion. A l'auscultation on entend dans les deux fosses sus-épineuses l'expiration prolongée, mais pas de craquement ni de bronchophonie.

Régime tonique. Bains sulfureux.

10 décembre. Le malade est encore dans le service; les urines sont plutôt abondantes et déposent très-peu de pus; les mictions sont moins douloureuses et moins fréquentes.

OBSERVATION XXVI.

Cystite. Prostatite. Epididymite tuberculeuse.
Par M. Alfred Jean, interne des hôpitaux.

Sa..., 42 ans, entré, le 17 avril 1878, à l'hôpital Necker, salle Saint-Vincent, service de M. Guyon.

Jamais de blennorrhagie.

Il y a dix ans, première hématurie pendant 48 heures.

Il y a cinq ans, deuxième hématurie à la suite d'excès alcooliques, ayant duré six jours. A ce moment, légère incontinence d'urine la nuit.

Depuis trois mois, nouvelles hématuries; les mictions sont plus fréquentes, la nuit surtout, elles ne sont pas douloureuses; un peu de sang à la fin de la miction. L'incontinence nocturne persiste.

Les deux épididymes sont durs, bosselés, volumineux, sensibles à la pression.

Toucher rectal. — La prostate est un peu grosse, très-peu bosselée; le canal est libre jusqu'à la région prostatique. Là, les explorateurs sont tous arrêtés, ce qui indique un relief prostatique très-accusé dans l'intérieur de la vessie.

Depuis quelque temps, le malade a beaucoup maigri.

L'examen des poumons n'indique rien d'anormal.

Traitement. — Extrait de quinquina. Instillation de nitrate d'argent.

OBSERVATION XXVII.

Cystite tuberculeuse, par M. A. Jean, interne.

Ba..., 16 ans, entré le 14 mars 1874, à l'hôpital Necker, salle Saint-Vincent, service de M. Guyon.

C'est un jeune homme vigoureux, sans aucun antécédent de tuberculose.

Jamais de blennorrhagie.

Il y a deux ans, sans cause appréciable, le malade a été pris de besoins très-fréquents d'uriner, la nuit surtout. Pendant six mois, il pissait toutes les demi-heures, et les mictions n'étaient pas douloureuses. Puis pendant huit mois il a uriné au lit.

Il y a un an, hématuries pendant un mois, à la suite d'un cathétérisme. Depuis cette époque le malade a vu à différentes reprises quelques gouttes de sang dans les dernières gouttes d'urine.

L'examen des poumons ne révèle rien d'anormal.

Toucher rectal. — La prostate est dure, volumineuse, bosselée, principalement à gauche.

Traitement. — Bains sulfureux ; tisane d'uva ursi. Suppositoire à l'onguent napolitain. Régime lacté.

Le 19. L'urine est claire, abondante et ne contient pas d'albumine. Léger dépôt purulent. Pas de sang.

Le 21. Le malade a uriné 2 litres la nuit et 2 litres et demi le jour.

Du 20 mars au 5 avril. L'état général reste le même ; la polyurie persiste, le malade pissant en moyenne 4 litres et demi un peu plus la nuit que le jour.

Le 5. Les envies d'uriner sont plus fréquentes. En vingt-huit fois le malade a uriné environ 200 grammes d'urine.

Traitement. — Seigle ergoté, 50 centigrammes.

Le 8. Légère amélioration. Tannin 50 centigrammes en trois paquets.

Depuis cette époque la polyurie a diminué, le malade est mieux, mais il urine encore souvent. La guérison n'est pas complète.

OBSERVATION XXVIII.

Cystite tuberculeuse, par M. A. Jean, interne.

Vin..., 18 ans, entré le 24 janvier 1878, à l'hôpital Necker, service de M. Guyon.

Jamais de blennorrhagie.

Bonne santé habituelle. Père tuberculeux? Une sœur est sujette aux hémoptysies.

Il y a six semaines, sans cause appréciable, le malade a eu de la peine à uriner; les mictions étaient douloureuses, fréquentes le jour et la nuit, l'urine venait goutte à goutte. Il y a un mois, rétention aiguë d'urine, puis hématurie à la fin de la miction.

Douleur lombaire très-vive. Les hématuries persistent. A son entrée, la prostate est un peu grosse, légèrement bosselée à gauche.

On institue le traitement par les instillations; le malade garde le repos.

Il est légèrement amélioré, l'urine contient moins de sang, mais la fréquence des mictions persiste ainsi que les douleurs lombaires.

14 *février*. Etant très-amélioré et se croyant guéri, il sort de l'hôpital.

Il rentre le lendemain après avoir eu une hématurie, sans avoir fait aucun excès.

On recommence les instillations. Bains sulfureux. Tannin, 50 centigrammes.

Les hématuries persistent jesqu'au 1er avril, moins abondantes cependant.

Depuis cette époque le sang n'a plus reparu dans les urines, mais les mictions sont encore fréquentes. — Douches froides.

OBSERVATION XXIX.

Tuberculose pulmonaire. Tubercules de tout l'appareil urinaire,
par M. A. Jean, interne.

Pl..., 66 ans, entré le 25 février 1878, salle Saint-Vincent, n. 3, service de M. Guyon, à l'hôpital Necker.

Ce malade est complètement cachectique. Depuis une dizaine d'années, il a de la peine à uriner; de plus il urine souvent et avec douleur. Depuis deux mois, hématuries qui ont disparu il y a huit jours; actuellement douleurs vives à la fin de la miction. L'exploration du canal indique un rétrécissement au bulbe qui ne permet l'introduction que d'une bougie n. 4.

26 février. La vessie est distendue et remonte presque jusqu'à l'ombilic; le malade urine goutte à goutte par regorgement.

On vide la vessie avec une petite sonde en gomme.

Le 27. Etat cachectique plus prononcé. La langue est sèche, rouge à la pointe, noirâtre et fendillée à la base. La bouche est acide. T. 38° 4. A l'auscultation de la poitrine on trouve de la matité dans les deux fosses sus-épineuses, surtout à droite, du souffle tubo-caverneux, et de nombreux râles bullaires. Potion de Tood; ventouses sèches sur la poitrine.

Le 28. Fièvre plus marquée. T. matin 38°8; soir 39°.

Le malade n'a pas uriné. Vessie distendue.

Râle trachéal. Mort.

Autopsie. — Lésions pulmonaires très-avancées.

Les deux reins sont convertis en cavernes anfractueuses. Il reste à peine un petit îlot de substance saine à la partie supérieure du rein droit.

Les uretères, très-dilatés et épaissis, sont infiltrés de granulations tuberculeuses; et en certains points on trouve des ulcérations profondes et étendues.

La vessie est très-dilatée, légèrement épaissie; la muqueuse est recouverte d'une couche de mucus; nombreuses cellules qui peuvent contenir une noix. Toute la surface est parsemée

de granulations tuberculeuses ; celles du sommet sont grisâtres, celles de la partie moyenne sont jaunes, indurées ; au
niveau du bas-fond et du col vésical, nombreuses ulcérations
superficielles, oblongues, dans l'intervalle desquelles on
trouve des granulations ; celles-ci ont envahi la portion prostatique de l'urèthre et existent surtout de chaque côté du verumontanum.

OBSERVATION XXX.

**Cystite et prostatite tuberculeuse. Granulations tuberculeuses de l'urèthre,
par L. Carrié, interne des hôpitaux.**

R..., maçon, 37 ans, entré le 30 avril 1878, à l'hôpital Necker
salle Saint-Vincent, n. 4, service de M. Guyon.

Antécédents. — Chancres, bubons, épididymite il y a huit
ans. — Il y a 11 mois survinrent, sans cause appréciable, des
hématuries qui durèrent huit jours. Le sang paraissait à la fin
de la miction, qui se faisait difficilement ; les envies d'uriner
revenaient toutes les demi-heures et, la nuit, réveillaient le
malade environ quinze fois. Cette fréquence diurne et nocturne
persiste actuellement, et de nouvelles hématuries, survenues
il y a trois mois, ont duré jusqu'à ce jour.

Etat présent. Les urines troubles, fétides, contiennent une
si grande quantité de pus, que l'on pense de suite à une *pyélite*.
On y trouve aussi un peu de gravelle.

Le canal est libre.

La région prostatique est douloureuse au passage de la bougie, dont la boule ramène du mucus blanchâtre.

Au toucher, on trouve la prostate peu volumineuse, mais
un peu douloureuse. Les vésicules séminales sont indurées et
sensibles.

Le malade, depuis longtemps, crache du sang ; il tousse et
les efforts de la toux provoquent parfois des vomissements au
milieu de la nuit. Il y a des sueurs nocturnes, un grand amaigrissement, des alternatives de diarrhée et de constipation.
Ces symptômes de tuberculisation s'aggravent du fait que le
malade, sur onze frères et sœurs, en a déjà perdu dix. Le pou-

mon ne donne cependant qu'un peu de submatité aux deux sommets ; respiration soufflante, sans râles.

Douleur vive à la pression dans la région lombaire droite. Pas de tumeur.

4 mai. Mieux prononcé depuis que le malade est au repos.

Le 6. La prostate est peu volumineuse ; cathétérisme douloureux, urines alcalines, troubles, contenant beaucoup de pus teinté en rose. Le malade vide bien sa vessie.

Le 7. Dépôt moins abodnant.

Le 11. Abondant dépôt pulvérulent ; très-grande quantité de sang, vives douleurs en urinant.

Le 13. Le malade se plaint d'insomnies. Epreintes fréquentes, diarrhée. Urines sanguinolentes.

Lavement laudanisé, cataplasmes, chiendent.

Le 15. Urines plus claires, mais douleurs aussi vives. Térébenthine.

Le 17. Moins de douleurs.

Le 22. Nouvelle aggravation des douleurs. La vessie est rétractée, petite ; à chaque instant le malade a envie d'uriner. Le cathétérisme évacuateur amène du pus, teint de sang à la fin.

Le 26. Le malade n'urine plus qu'avec peine : on est obligé de le sonder. Il a des douleurs très-violentes.

Le 29. Léger mieux.

Le 31. Délire.

Mort le 2 *juin* 1878.

Autopsie. — Tuberculose pulmonaire ancienne.

Reins. Très-volumineux, contenant de nombreuses cavernes tuberculeuses. La substance médullaire a complètement disparu, est transformée en cavités remplies de pus épais, et de débris de tissu rénal. Les calices, les bassinets sont épaissis, dilatés, la muqueuse n'existe plus.

Les uretères sont dilatés, épaissis, remplis de granulations tuberculeuses et d'ulcérations très-profondes ; le tissu voisin est induré.

La vessie présente des ulcérations dans toute son étendue ; elle ressemble à une vaste cavité anfractueuse. La prostate n'existe plus, elle forme une seconde vessie séparee de la première par un tractus fibreux très-épais; les ulcérations ne s'étendent pas dans la portion membraneuse de l'urèthre.

OBSERVATION XXXI.

Tuberculose pulmonaire et génito-urinaire,
par L. Carrié, interne.

P... (Henri), polisseur, 47 ans, entré le 18 mai 1878 à l'hôpital Necker, salle Saint-Vincent, n° 5, service de M. Guyon.

Antécédents. — Le malade, qui a une sœur tuberculeuse, tousse depuis 7 ans. Depuis trois mois, gonflement du testicule droit et, depuis la même époque, fréquence des mictions, moindre toutefois la nuit que le jour (5 ou 6 fois par nuit seulement) et sans hématurie. Au moment du siége, abcès de la marge de l'anus, ayant suppuré fort longtemps. Depuis un mois et demi, le malade dit avoir un écoulement sanguin et purulent par l'anus. Quelques accidents gastralgiques (vomissements) il y a un mois.

Etat actuel. — Douleur très-vive au moment de la miction. Le canal exploré donne deux ou trois ressauts, mais admet le n° 14. Il n'y a presque pas d'urine dans la vessie; la fin est louche, purulente; mais il ne vient pas de sang, sauf quelques gouttes qui semblent provenir du canal.

Le testicule droit est bosselé par places, entouré d'un épanchement assez abondant, transparent; à gauche, l'épididyme est induré.

Par le toucher rectal, on ne sent pour ainsi dire pas la prostate; quelques irrégularités, mais sans induration bien manifeste.

Les vésicules séminales sont bosselées et un peu dures.

Le sphincter anal est relâché; il y a un peu de prolapsus de la muqueuse.

Aux poumons, on trouve des signes de tuberculose avancée, plus à gauche qu'à droite.

21 mai. Deux litres d'urine assez claire, mais pas de sang. Le malade urine goutte à goutte.

Le 27. Diarrhée très-abondante; le malade urine par jet.

Le 29. Diarrhée continue. Le malade va s'affaiblissant.

Le 31. Mort.

Autopsie. — *Poumons.* Lésions tuberculeuses anciennes et avancées.

Reins. Augmentés de volume; à peu près sains.

Vessie. Granulations jaunes au bas-fond. Au pourtour du col, nombreuses ulcérations, à bords taillés à pic; les unes sont isolées, d'autres empiètent l'une sur l'autre, se confondent et forment une véritable couronne autour du col.

La prostate n'existe plus; elle est transformée en une loge anfractueuse, sur laquelle on trouve des colonnes ressemblant à celles de la vessie. L'ulcération s'avance jusqu'au verumontanum. De chaque côté, on trouve deux petites cavernes anfracteuses, du volume d'une noisette.

L'urèthre est sain.

OBSERVATION XXXII (personnelle).

Cystite tuberculeuse.

Hain, charcutier, 23 ans, entre à l'hôpital Necker, le 8 avril 1878, salle Saint-Vincent, n° 16.

Le malade a eu la chaudepisse, il y a dix-huit mois, avec hématurie à la fin de la miction, sans cause spéciale; la guérison s'est faite en un mois et demi sans injections ni sondages. Depuis quelque temps, il a de fréquentes envies d'uriner, des douleurs, de l'hématurie.

Sujet aux épistaxis jusqu'à l'âge de douze ans, il éprouve depuis quelques mois des chatouillements dans le larynx suivis de régurgitations de sang rouge sans toux. Il a maigri, se plaint de points de côté erratiques et de frissons le soir.

A l'auscultation, on trouve à droite et en arrière un peu d'expiration soufflante.

Rien au canal.

Au toucher rectal, la prostate est volumineuse, un peu dure, bosselée à gauche.

Les épididymes sont un peu bosselés.

Traitement. — Instillations de nitrate d'argent au cinquantième; suppositoires avec onguent mercuriel, 20 centigrammes; extrait de belladone, 2 centigrammes. Lavements tous les matins. Huile de foie de morue. Extrait de quinquina. Tisane de gentiane.

15 avril. Quand le malade va à la selle, il sort un peu de sang par l'urèthre.

Le 20. Constipation; les efforts de défécation font toujours sortir du sang par l'urèthre. Points coccygiens douloureux.

Le 23. On continue les instillations.

6 mai. Amélioration.

Le 9. Amélioration continue; presque plus de pus dans les unines; plus de toux.

Le 13. Urines plus troubles.

Le 15. Urines améliorées. Capsules de térébenthine.

Le 17. Le malade dit avoir des pertes séminales en allant à la selle.

Le 18. Urines très-claires.

Le 20. Le malade quitte l'hôpital.

OBSERVATION XXXIII (personnelle).

Cystite tuberculeuse.

D.., 43 ans, entre le 7 juin 1878, à l'hôpital Necker, salle Saint-Vincent, n° 22, service de M. Guyon.

Le malade se plaint de fréquentes envies d'uriner, depuis novembre 1874; en 1875, il a eu une hématurie qui s'est repétée depuis une quinzaine de fois.

Les urines sont un peu sanguinolentes, sans dépôt purulent. Le malade urine toutes les demi-heures, avec souffrance.

Légère hémoptysie la veille, mais pas d'antécédents.

Au toucher rectal, on trouve la prostate légèrement indurée, bosselée.

La vessie est à colonnes; le col épais.

On fait une instillation à la solution de nitrate d'argent.

Le 25 juin. On cesse les instillations.

Le 26. Le sang a reparu dans les urines. On ordonne des douches.

Le 29. Les urines sont redevenues claires.

Le 8 juillet. Le malade quitte l'hôpital.

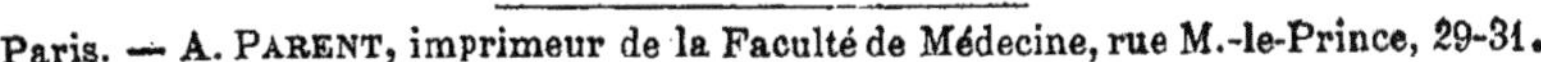

Paris. — A. PARENT, imprimeur de la Faculté de Médecine, rue M.-le-Prince, 29-31.